疼痛诊疗技术与临床处置

主编 孙鹏 栾慧 江爱玲 等

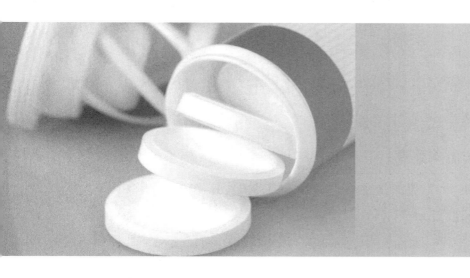

TENGTONG ZHENLIAO JISHU YU
LINCHUANG CHUZHI

U0305432

吉林出版集团
吉林科学技术出版社

图书在版编目（CIP）数据

疼痛诊疗技术与临床处置 / 孙鹏等主编. -- 长春：
吉林科学技术出版社, 2018.8
ISBN 978-7-5578-0830-3

Ⅰ.①疼… Ⅱ.①孙… Ⅲ.①疼痛－诊疗 Ⅳ.
①R441.1

中国版本图书馆CIP数据核字(2018)第197317号

疼痛诊疗技术与临床处置

主　　编	孙　鹏　栾　慧　江爱玲　梁巍平　于金花　于海玲
副 主 编	邵竹青　吴　峰　马　杨　王庆鹏　李　伟　万彦平
出 版 人	李　梁
责任编辑	赵　兵　张　卓
装帧设计	雅卓图书
开　　本	787mm×1092mm　1/16
字　　数	183千字
印　　张	7
版　　次	2018年8月第1版
印　　次	2018年8月第1次印刷

出　　版	吉林出版集团 吉林科学技术出版社
地　　址	长春市人民大街4646号
邮　　编	130021
编辑部电话	0431-85635185
网　　址	www.jlstp.net
印　　刷	济南大地图文快印有限公司

书　　号	ISBN 978-7-5578-0830-3
定　　价	88.00元

如有印装质量问题可寄出版社调换

前　言

　　近年来，随着临床医学的飞速发展，现代医疗条件和技术也不断提高，国内外临床疼痛学及相关影像学的发展也日新月异逐渐成熟，研究范围也日益拓宽且更加系统规范。编者根据自身多年丰富的临床经验，并结合近年来中外临床疼痛专业领域内的最新进展，吐故纳新，倾力合著本书。

　　本书首先介绍了疼痛的定义、流行病学、临床诊疗；第二篇疼痛医学详细介绍了临床疼痛学常见疼痛性疾病的诊疗等内容；全文条理清晰，图文并茂，以理论和实践相结合的原则，突出各种麻醉及疼痛治疗技术的实施。本书覆盖麻醉学的多个领域，相互联系而不重复，各自独立而无遗漏，全面深入而讲究实用，适合麻醉科医师、全科医师、临床研究生及其他相关人员使用。

　　在即将付梓之际，对先后为此书付出努力的同志表示诚挚的感谢！尽管我们已尽心竭力，但唯恐百密一疏，愿专家、读者能加以指正，不胜期盼之至。

编　者

2018 年 8 月

目　录

第一篇

基础医学

第一章　疼痛的定义和分类

　　痛觉与其他感觉不同，是一种与伤害及痛苦关联的令人讨厌的复合感觉。疼痛在强度（小、中、强）、性质（锐痛、钝痛或灼痛）、持续时间（瞬时、短时间、持续）和定位（体表、深部组织、定位明确或弥散）等方面有很大的变异性。因此，很难给痛觉下一个令人满意的明确定义。1994 年国际疼痛研究学会（International Association for the Study of Pain，IASP）将疼痛定义为："一种与组织损伤或潜在的损伤相关的不愉快的主观感觉和情感体验。"在正常生理条件下，疼痛提供躯体受到威胁的警报信号，是不可缺少的一种生命保护功能。但在病理条件下，疼痛是大多数疾病具有的共同症状，往往与自主神经活动、运动反射、心理和情绪反应交织在一起，给患者带来痛苦。事实上，慢性疼痛不仅仅是一种症状，它本身也可以是一种疾病，是临床的一大难题。

　　与其他躯体感觉最大的不同是，痛觉没有或极难产生适应，而且痛觉包含"感觉"和"情绪"两种成分。"感觉成分"具有其他感觉的共性特点：有特殊的感受器、感受器激活需要适宜的刺激、感受器有定位分布、具有对刺激强度进行鉴别的能力等。痛觉的"情绪成分"与逃避的驱动密切相关，其变异性极大，极易受过去经验的影响。大量的研究表明，痛觉不是简单地与躯体的某一部分的变化有关，也不能认为是由神经系统某个单一的传导束、神经核团和神经递质进行传递，它是一个复杂的感觉系统。

　　"痛阈"和"耐痛阈"是区分"感觉成分"和"情绪成分"的指标。阈值是感觉系统对刺激反应的一个特性，痛阈是对痛觉刺激的最小感知。不同个体或同一个体的不同时间，痛阈具有可重复性，是相对稳定的。耐痛阈是指忍耐疼痛的最大限度，它有很大的变异性。痛阈（痛觉感觉成分）完全相同的人，耐痛阈（痛觉情绪成分）可以有明显的不同，这与性格和环境因素有密切的关系。

　　在有关痛觉的英文文献中经常出现两个词汇：伤害性感受（nociception）和痛觉（pain）。这是两个有密切关系但又不相同的概念。伤害性感受是指中枢神经系统对伤害性传入信息的反应和加工，发生在中枢神经系统的各个水平，提供组织损伤的信息，是从低等动物到人所共有的。痛觉是指发生在躯体某一部分的厌恶和不愿忍受的感觉，属于知觉范畴，发生在脑的高级部位，尤其是大脑皮质，一般认为是人类所特有的。

根据疼痛的起因、部位、性质和时程，可将其分为两大类：伤害性痛（nociceptive pain）和病理性痛（pathological pain）（图 1 –1）。

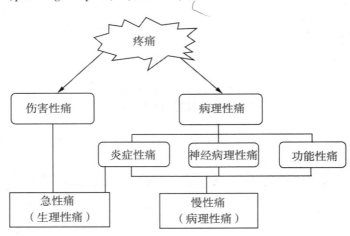

图 1 –1　疼痛的分类

第一节　伤害性痛

伤害性痛是生理状态下，伤害性刺激直接兴奋伤害性感受器引起的疼痛，因此也称为"生理性痛"。有的伤害性刺激（如针刺等）几乎没有引起组织损伤或只引起轻微损伤，疼痛是瞬时的。即使组织损伤严重（如一般的手术创伤等），但损伤修复后，疼痛自行消失，疼痛持续时间不长。因此，也往往称作"急性痛"。

伤害性痛又可分为浅表痛和深部痛。

一、浅表痛

浅表痛是由强刺激作用于皮肤引起的，有刺痛和灼痛之分，分别由外周神经中细的有髓鞘（$A_δ$）纤维和无髓鞘（C）纤维传导。"刺痛"又称锐痛、快痛或第一痛，定位明确，只在刺激时存在，刺激停止疼痛消失。"灼痛"也称钝痛、慢痛或第二痛，是定位模糊的持续性疼痛，具有烧灼和跳动感，刺激停止后依然存在，和刺痛不同，重复刺激可引起灼痛强度增加。

二、深部痛

深部痛定位模糊，源于肌肉、肌腱、骨膜和关节的伤害性感受器的激活。内脏痛具有深部痛的特征。

伤害性痛是正常生理状态下日常体验到的感觉。在表 1 –1 中，从伤害性感受器分布、感受器的适宜刺激、疼痛躯体定位和疼痛的性质，总结了浅表痛、深部痛和内脏痛的特点。

表1-1　伤害性痛的特性

	感受器分布	刺激	痛觉定位	疼痛性质
浅表痛	皮肤、皮下组织、黏膜	机械、化学、灼热	明确	锐痛、刺痛、灼烧痛
深部痛	肌肉、肌腱、筋膜、关节、骨骼	过度牵拉、缺血、机械损伤、痉挛	弥散、辐射	钝痛、痉挛痛
内脏痛	内脏器官	膨胀、缺血、肌肉痉挛	模糊	深部痛、刺痛、牵涉性痛

（孙　鹏）

第二节　病理性痛

病理性痛按其起因分为"炎症性痛"（inflammatory pain）、"神经病理性痛"（neuropathicpain）和"功能性痛"（functional pain），在躯体和内脏组织均可产生。由于在病灶修复后疼痛仍存在，时程长达数月、数年乃至终生，因此也称为"慢性痛"，是临床的顽症。

一、炎症性痛

由创伤、细菌或病毒感染以及外科手术等引起的外周组织损伤，刺激损伤细胞、免疫细胞（巨噬细胞、肥大细胞、中性粒细胞等）和神经末梢释放多种炎性介质，导致局部组织炎症。伴随局部红、肿、灼热感和功能障碍，出现强烈的损伤区的原发痛和损伤区周围的继发痛。这种由炎症引起的疼痛，表现为：①对伤害性刺激敏感性增强和反应阈值降低的"痛觉过敏（hyperalgesia）"；②非痛刺激（如触或冷刺激）引起的"触冷诱发痛（allodynia）"（也称为"痛觉超敏"）；③无刺激诱导而自发产生的"自发痛"。当炎症消失或组织修复后，炎症性痛随之减弱。

二、神经病理性痛

由创伤、感染或代谢病引起的外周神经、脊髓和脑损伤所造成，也表现为痛觉过敏、触冷诱发痛和自发痛。多发于临床多种疾病，如糖尿病、带状疱疹恢复期、腰段神经根损伤、艾滋病引起的多发性神经疾病、脊髓损伤、多发性硬化症和脑中风等。图1-2表明，神经病理性痛又可分为：外周神经损伤引起的疼痛（单一性或多发性神经疾病的疼痛、去传入疼痛、交感神经性疼痛）和中枢痛。它们的产生机制是多样和复杂的，在后面的章节中有详细描述。

三、功能性痛

功能性痛是在没有明显的神经学病变和外周异常的条件下，神经系统功能和反应异常引起的疼痛。临床上见到的纤维肌痛、肠应激综合征、非心脏性胸痛和紧张性头痛（不包括偏头痛）等可以归入这一类。

癌症痛属于病理性痛的范畴，起因既包括炎症，也有神经损伤等多种因素（肿瘤组织浸润、压迫神经、缺血、脏器梗死、化疗和放射治疗的毒性等），是兼有炎症性痛和神经病理性痛的复合类型，机制更为复杂，因此有其特殊性。

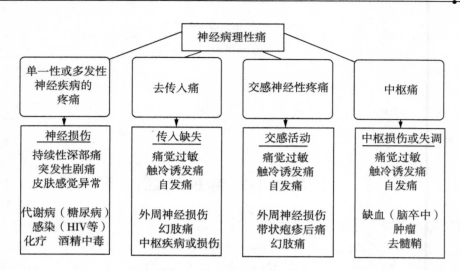

图 1 - 2　神经病理性痛的特性

（孙　鹏）

第二章　疼痛的流行病学

流行病学研究疾病在不同人群中如何发生和为何发生，流行病学资料可用于制订预防疾病的计划和策略，并指导对已经发生疾病的患者进行治疗。疾病的流行病学是描述疾病的重要组成部分，它从另外一个方面阐述了疾病的概况。随着疼痛医学的发展，针对疼痛的临床诊疗已经广泛开展，并进行了临床和基础研究。但如缺乏疼痛的流行病学资料和数据，则对疼痛和疼痛性疾病的发病率和发生率知之不详，更无法评估各种治疗方法的效果。

疼痛的流行病学研究系新近开展的项目，研究疼痛流行病学的方法有许多，各有其优缺点。与其他疾病的流行病学研究一样，疼痛的流行病学同样具有独特的数据收集和解释，并有许多专业用语，涉及许多方法、内容和参数。研究总体中的所有个体应当具有相同的某些特征，包括地理、职业、年龄以及相同疾病等；同时在样本选择和资料收集中有许多的误差，包括样本选择误差、资料误差、统计误差等。现有的许多疼痛流行病学研究系在各种特殊领域进行，存在不少缺陷，许多资料不能推论到普通人群。尽管如此，疼痛的流行病学资料对于疼痛的发病率（incidence）、患病率（prevalence）、疼痛的病因与诱因、疼痛类型、疼痛诊断、疼痛治疗、疼痛的转归以及疼痛的预防具有重要的意义；在个体方面不同年龄、性别、生活史、工作史与疼痛的关系也具有重要意义。多年来，对于疼痛的发病率和疼痛的诊疗均建立在推测的基础上，目前循证医学为上述资料提供了大量的依据。国内开展疼痛的流行病学研究较少，目前缺乏相应的资料，国外的疼痛流行病学研究和结果对我们的工作具有很大的参考价值。

疼痛发病率和患病率的调查结果很大程度上受疼痛的定义和采用调查方法的影响，不同的调查目的需要选择不同的问题和内容，因此，在某种疼痛的发病率和患病率上有相当的差异。发病率是指在一定时期内人群某种疾病新发病例的比率；患病率是指在一定时期内特定人群患有某种疾病的比率。疼痛的患病率可进一步分为：点患病率（pointprevalence rate）系指某一时间点人群中发生疼痛的个体人数；区间患病率（period prevalence rate）系指某一时间段内人群中发生疼痛的个体人数；终生患病率（lifetime prevalence rate）系指人群中个体一生中发生疼痛的人数。患病率的分子是在某一时间内发生疼痛的个体，分母是人群的总人数或样本的总体人数。疼痛作为疾病的伴随症状与疼痛作为疾病的定义不同，两者的总发病率和患病率在不同的调查中会有很大差异。疼痛作为症状在不同的年龄组、不同的疾病有明显的差别，疼痛的发病率和发生率会很高；而疼痛作为一种疾病，则差异更大，与人们对疼痛的认识、疼痛的时间长短、疼痛的程度、调查方法、统计方法等有密切关系，因此，疼痛的发病率和发生率各家报道差异很大，即或是同种疼痛性疾病的发病率和患病率差别也很大。随着人们生活水平的提高，对疼痛的理解和认识的加深，疼痛将是人们就医的最常见原因之一，尤其是慢性疼痛已经成为一个主要的公共健康问题，它明显影响着人们的生活质量，大量消耗着卫生医疗资源。

慢性疼痛系常见的疼痛性疾病，严重影响患者的生活质量，但缺乏流行病学数据和资料。20 年前世界卫生组织宣称不适当的疼痛治疗是公共健康的主要问题。欧洲 15 国和以色列共 16 国对慢性疼痛的发病率、疼痛的严重程度、治疗以及对社会的影响进行了电话调查，并对疼痛人群中年龄在 18 岁以上者作了进一步的深入分析。在被调查的 46 394 人中，慢性疼痛发病率［疼痛持续超过 6 个月，上个月发生疼痛或上周发生多次疼痛，而且疼痛评分按照数字等级评分（NRS）大于 5］有 4 839 人（19%），进一步的分析发现其中 66% 为中度疼痛（NRS 5~7），34% 为严重疼痛（NRS 8~10）；46% 的人疼痛呈持续性，54% 为间断性；59% 的人疼痛病史 2 年至 15 年，21% 的人诊断有抑郁症；61% 的人很少能或不能外出工作，19% 的人失去了工作，13% 的人因疼痛调换了工作；60% 的人在过去的 6 个月内 2~9 次看医生，严重影响了他们的生活、社会活动和工作质量。4 839 名慢性疼痛患者中，只有 2% 目前接受疼痛专科医师的诊疗，而 40% 没有得到适当的治疗，30% 的人没有接受过治疗。在欧洲这些发达的国家，慢性疼痛仍然是一个很主要的卫生保健、医疗和社会问题，需要卫生保健机构和制定政策的人员关注和认真对待。

美国的慢性疼痛患病率成人约 40%，在疗养院的居民可高达 45%~80%。慢性疼痛的发生随年龄增加而升高，超过 80% 的人在一生中会发生腰背疼痛，60~72 岁达发病率高峰。流行病学资料显示有腰痛病史的人易患腰背疼痛。初次发病的原因、儿童时期的腰痛与成年后的症状具有相关性。加拿大对 2 055 名 20~69 岁随机抽样人群进行了 6 个月区间患病率调查，结果显示发病率为 54.2%，其中 4.1% 的人为致残性疼痛。颈部疼痛与教育、合并疾病、吸烟以及颈部外伤史有关。美国的一项 5 438 人调查显示持续性疼痛（疼痛超过 6 个月或前一年多次发作）的总发病率为 21.5%，美国中部为 17.3%。不同国家总发病率相差很大，从 5.5%（尼日利亚）到 33%（智利）。持续疼痛中背痛占 47.8%，头痛占 45.2%，关节痛占 41.7%，有三分之二的疼痛患者有两个或两个以上解剖部位的疼痛。而且，持续疼痛的患者多伴有抑郁或焦虑。背部和颈部疼痛的就诊率比心脏病和高血压病高。美国全国疗养院调查，有 3.7% 的患者每天经历"难以忍受"的疼痛，常见病因包括癌症、溃疡和髋关节骨折。疼痛患病率有明显的地区差异。肌肉骨骼疾病疼痛是最常见的非癌性慢性疼痛，关节炎和其他风湿性疾病随年龄增加而增加，关节炎中最常见的是骨关节炎。

瑞典进行的一项调查，内容为是否有过任何疼痛和疼痛的程度。1 009 名被调查者，年龄 18~84 岁，发生过任何疼痛包括短时疼痛者为 66%，40% 报告有明显的疼痛并持续 6 个月以上；持续性疼痛者比短时间者发生率高。疼痛部位以颈部、肩、上肢、下腰背和下肢多见，这些部位疼痛明显者占 15%~20%。疼痛患病率最高的年龄组为 45~64 岁，男女各占 50%，65 岁以上者疼痛的发病率降低。1990—1993 年瑞典的一项调查，复杂性区域疼痛综合征（CRPS）的发病率在肢体疼痛患者为 5%，全国人群发病率为 100 万分之一。丹麦的 4 000 人邮件问卷调查显示持续疼痛的发病率为 30%。美国 1 254 名电话调查表明疼痛持续 3 个月以上者，头痛为 5%，背痛 9%，肌肉痛 5%，关节痛 10%。Von Korff 等人进行的一项随机邮件问卷调查，仅询问疼痛持续一天或以上，或一年中发生数次的疼痛，被调查的 1 500 人，年龄 15~75 岁，前 6 个月的疼痛患病率为头痛 26%，背痛 41%，腹痛 17%，面部痛 12%，胸部痛 12%。

后背疼痛的发病率在不同的国家差异很大，在北美为 6.8%，瑞典 12%，丹麦 13.7%，英国 14%，加拿大 28.4%，比利时 33%。这与诊断标准、调查方法、地区差异、文化差异等有密切关系。后背痛在儿童的发病率很低为 1%~6%，但随年龄增长，发病率迅速增加，青春期为 18% ~ 50%。后背痛的发病率高峰在 60 岁年龄组。冰岛髋关节炎的流行病学资料显示髋关节炎的发病率与年龄有关，在调查的 1 571 例患者中，有 165 例患者（男 77 例，女 88 例）的 227 个髋关节诊断为髋关节炎。患者的年龄 35 ~ 89 岁，髋关节炎的发病率在 35 岁以上为 10.8%，而 85 岁以上为 35.4%。90% 的背部疼痛系肌肉或韧带的机械性"劳损或损伤"所致。

不同的疼痛性疾病有一定的性别和职业差异，荷兰的调查显示肌肉、骨骼疼痛的发病率无论在解剖部位还是在严重程度上女性均高于男性。这种差别不能用年龄、教育程度、吸烟、超体重、体格锻炼以及疼痛的部位来解释。超体重和高龄在女性与慢性肌肉骨骼疼痛有关，然而，疼痛部位（上肢）与男性有关。在女性，雌激素水平升高影响下腰痛，而月经不规则和子宫切除则同时影响下腰痛和上肢痛。随着年龄增长，疼痛发病率增高，30 岁以上女性的疼痛发病率高于男性，背部疼痛最常见，发病原因通常是自发性或原因不清楚，约一半患者为严重疼痛。澳大利亚对 1 000 个家庭进行了电话调查，其中有 355 个家庭有疼痛患者；每 1 000 人中，191 人有疼痛，大多数为后背疼痛，其中 86% 的疼痛时间超过 2 周。疼痛的发病率随年龄增加而升高，80 岁以上者，女性疼痛发病率高于男性。伊朗的一项为期 2 年的调查，随机选择 1 000 名不同工作的妇女，包括农民、手工劳动者、护士、秘书和家庭妇女，发现 25 ~ 45 岁的妇女腰背痛的总发病率为 27.4%，但不同工作的发病率有明显的差异，农民为 35%，手工工作者 32.5%，家庭妇女 28.5%，护士 26%，秘书 15%。发生腰背痛的明显危险因素是年龄和工作年限。明显的躯体因素是弯腰，其他包括每天坐着工作超过 4 小时。

慢性盆腔疼痛是妇科常见症状。慢性盆腔疼痛是指发生在盆腔范围内的慢性及反复发作性的疼痛，包括许多病因。我国重庆市对 1 310 例妇科就医的患者进行了调查，其中 221 例患者有盆腔疼痛，占普通就诊病例的 16.9%，40 岁以下占 69%，而未生育妇女为 22.9%。

老年人由于患多种疾病包括癌症、退行性关节疾病和关节炎等大多经历过急性或慢性疼痛，疼痛的发病率在 25% ~ 70%，至少有 70% 的老年人发生过疼痛。住院期间疼痛的发生率会更高。疼痛是老年人的常见问题，持续的慢性疼痛占老年人的 50%，敬老院的 80% 老年人患有疼痛。社会在老龄化，到 2050 年 65 岁以上的老年人将由现在的 17.5% 上升到 36.3%。随着年龄增长，老年人常见的疼痛和疼痛性疾病会增加，包括骨关节炎、带状疱疹后神经痛、脊髓椎管狭窄、癌症、纤维肌痛症、中风后疼痛、糖尿病末梢神经痛以及其他疾病。老年人虽然随着年龄增长对有害刺激的敏感性降低，但并不意味着有疼痛时他们对疼痛程度的感受减低。有效地治疗老年人的疼痛需要特殊的疼痛诊疗知识和培训。

癌症的死亡率已经成为国内死亡原因的首位，据统计世界上有 1 千 7 百万癌症患者，世界卫生组织预计到 2021 年，将有 1 千 5 百万新增癌症患者；晚期癌症患者疼痛是最常见症状，也是最可怕的症状之一。世界卫生组织的资料指出 70% 的晚期症患者出现明显的疼痛。住院症患者的疼痛发生率可高达 76%，其中 34% 的患者系重度疼痛，生活质量严重受损；临终患者需要阿片类药物治疗者高达 84%。疼痛分类有三分之一患者有神经病理性疼痛。2003 年的统计我国的癌症患者超过 700 万，其中 51% ~ 62% 的患者有不同程度的疼痛。癌痛会随着肿瘤的进展而增加，疼痛的程度、类型和部位各异，与原发性疾病的部位、疾病程度、疾病进展以及治疗方法有关。美国的研究表明门诊抗癌治疗的患者 67% 有疼痛，其中 36% 疼痛很严重，并影响生理功能；在法国也有同样的结果。另一项 246 例住院和门诊癌症患者，包括前列腺癌、结肠癌、乳腺癌和卵巢癌的研究表明，在积极抗癌治疗的患者中有63%的患者报告疼痛，其中43%的疼痛程度为中到重度。在姑息治疗的患者中有64%～80%在入住时，疼痛没有得到适当的控制。美国对1 754例终末期癌症患者的研究表明，在去世前2天调查中，25%的患者具有严重的持续性疼痛。爆发痛的一项研究表明70例患者中有41例患者出现爆发痛。一项2 266例癌症患者的回顾性分析表明，50%接受抗癌治疗的患者和90%晚期癌症患者经历癌痛。北京地区的一项癌痛调查表明，215例患者，男性129例，女性86例，年龄14～88岁。消化道肿瘤最多，其次为肺癌、乳腺癌。215例患者中，初诊时有94例（43.7%）患者伴有疼痛，其中70%的患者有中、重度疼痛，三分之二为持续性疼痛，60%为剧烈疼痛。癌痛明显影响患者的日常生活、情绪、行走能力、社交活动、睡眠以及对生活的兴趣等。而且，有一半的疼痛患者仅用一般止痛药物，三分之一的患者仅在"必要时"应用强阿片类药物。在北京、上海、天津、江西四个地区9家三甲医院的癌痛问卷调查共568例患者，年龄12～93岁，男性54.5%，女性45.5%，93.4%的患者接受过止痛治疗，其中523例（92.9%）患者的疼痛（多项选择）由于肿瘤进展所致，124例（23.6%）与肿瘤治疗有关，22例（3.9%）由肿瘤并发症引起，34例（6%）由精神因素所致。疼痛分类中内脏疼痛最高，282例（49.7%），其次躯体疼痛269例（47.4%），神经病理性疼痛70例（12.3%）。疼痛特点为急性疼痛16例（2.8%），慢性持续性疼痛344例（60.9%），间歇性疼痛105例（18.6%）。使用弱阿片类药物治疗疼痛者占53%，使用强阿片类药物者占45.6%，使用非甾体类药物者占24.6%。

　　神经病理性疼痛的确切发病率尚不清楚，但是可以肯定许多神经病理性疼痛未被诊断和没有得到适当的治疗。英国在1992—2002年间对四种常见的神经病理性疼痛（带状疱疹后神经痛、三叉神经痛、幻肢痛和糖尿病性神经痛）进行了大规模调查，总共约380万人，其中女性占51%，60岁以上者占17%。结果表明带状疱疹发病人数为12 386人，发病率为40/10万人；三叉神经痛发病人数8 268人，发病率27/10万人；糖尿病性神经痛4719人，发病率15/10万人；幻肢痛451人，发病率1/10万人。带状疱疹后神经痛和幻肢痛的发病率有逐渐减少趋势，糖尿病性神经痛和三叉神经痛的发病率逐渐增加。美国带状疱疹年发病人数为60万～80万人，且随年龄增加和免疫抑制发病人数明显增高，带状疱疹后神经痛的发病率也随年龄增高而增高。根据带状疱疹后神经痛的诊断标准不同，50岁以上患者有8%～24%演变成带状疱疹后神经痛。糖尿病性神经痛大多得不到及时诊断，老年人约有31%患者伴发糖尿病性神经痛，但只有2%得到了诊断。大约4百万美国人患有各种类型的神经病理性疼痛，包括末梢神经和（或）中枢神经受损，最常见的疾病为糖尿病性末梢神经炎、带状疱疹后神经痛、中风后中枢性疼痛以及脊髓损伤。许多慢性疼痛发病率的资料来自住院患者，神经病理性痛在住院的糖尿病患者中发病率为11%～25%，但与人群中糖尿病患者的发生率不一定相同。

　　紧张性头痛的年患病率为38%，频繁性头痛的年患病率为4.1%，血管性头痛的年患病率为13%。血管性头痛发病多从青春期开始，30～50岁达到高峰，随后急剧下降。尽管血管性头痛的发病率很高，但有近一半人未能得到正确的诊断和有效的治疗。血管性头痛的患者中有19%的患者伴有焦虑或抑郁。血管性头痛的发病率与患病率与遗传因素、性别、年龄、心理因素以及受教育程度等有关，而其占用的医疗资源非常大，尤其是伴有焦虑和抑郁的患者。

手术后疼痛也是严重影响患者生活质量的重要因素，北京阜外医院的调查显示心脏手术后44.5%的患者经历了中度以上的疼痛，42.0%的患者认为住院期间最痛苦的经历是手术后疼痛。

总之，疼痛的流行病学资料对于我们预防和治疗疼痛以及疼痛性疾病具有重要的意义，对于医疗资源分配，制定相应的诊疗措施，对疼痛的科普教育，有效地控制和消除疼痛也具有重要意义。我国缺乏流行病学的资料，需要做更多和更细致的工作，包括各种疼痛和疼痛性疾病的发病率与患病率，年龄因素、职业因素、生活因素、性别差异以及疼痛的病因、诱发因素、危险因素，疼痛的治疗情况、疼痛的预后等，为消除疼痛做出应有贡献。

（孙　鹏）

第三章　疼痛的临床诊疗

第一节　疼痛诊疗范围

疼痛诊疗大致可分为三类：

1. 急性疼痛和慢性疼痛　急性疼痛包括外伤后疼痛、手术后疼痛、分娩痛等；慢性疼痛是指持续达 1 个月以上的疼痛，例如，神经源性疼痛如带状疱疹后痛、神经血管性疼痛如痛性糖尿病周围神经病、骨关节相关性疼痛及癌痛等。

2. 非疼痛性疾病　包括痉挛性斜颈、顽固性膈逆、面肌痉挛、眼睑痉挛、面神经麻痹等。

3. 功能性疾病　包括不定陈诉综合征、梅尼埃综合征、自主神经功能紊乱症、突发性耳聋、落枕、眩晕症、多汗症等。

疼痛的诊疗范围较广，但并非"所有的疼痛都由疼痛科诊治"，例如，胃穿孔虽有疼痛，但不是疼痛科的诊治范围，而面肌痉挛、面神经麻痹虽无疼痛，却可由疼痛科诊治，换言之，疼痛科的诊疗有其一定的适应证范围，应严格掌握其适应证。

（栾　慧）

第二节　疼痛的评定

对于疼痛程度的评定，至今尚无准确、科学的方法，大多离不开患者主观评判，但学习/掌握评估疼痛的方法又是疼痛科医生的基本功之一，也是疼痛治疗（用药）的依据和原理鉴定的重要指标。

目前较常采用的评定方法如下：

（一）视觉模拟评分法（visual analogue scale，VAS）

画一条横线（一般长为 10cm），一端代表无痛（0），另一端代表最剧烈疼痛（10cm），让患者自己在线上最能代表其疼痛程度之处进行标记，此点到 0 点的距离即为评分值。

常见的两种方式：

（1）将横线定为 10cm 长，自无痛端至患者画线的交叉点间的距离（cm）作为疼痛指数。

（2）将横线与数字分级法的 0～10 数字并列，用与患者画线交叉点相对应的数字代表疼痛程度。

（二）数字评分法（numerical rating scales，NRS）

用 0～10 的数字代表不同程度的疼痛，0 为无痛，10 为最剧烈疼痛，让患者自己圈出一个最能代表其疼痛程度的数字。其中 0 为无痛；1 ~ 3 为轻度痛；4 ~ 6 为中度痛；7 ~ 10 为重度痛。

（三）Wong – Baker 面部表情量表

此量表适用于 7 岁以下儿童或认知障碍成年人的疼痛评估（图 3 – 1）。

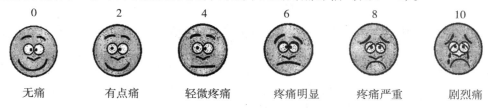

| 0 | 2 | 4 | 6 | 8 | 10 |
| 无痛 | 有点痛 | 轻微疼痛 | 疼痛明显 | 疼痛严重 | 剧烈痛 |

图 3 – 1 面部表情量表

（四）疼痛问卷表

疼痛问卷表包括 McGill 疼痛问卷表（McGill pain questionnaire，MPQ）、简化的 McGill 疼痛问卷（short – form of McGill pain questionnaire，SF – MPQ）、简明疼痛问卷表（brief pain qusetionnaire，BPQ）等。

（五）其他

其他还有行为疼痛测定法、疼痛日记评分法等。

应该注意，疼痛常常伴有显著的病理生理变化，尤其在伤害性刺激或损伤的急性期。疼痛的生理相关性可以用来阐明疼痛产生的机制，并为发现新的治疗提供线索。疼痛最常测定的生理指标是心率、血压、皮肤的电活动、肌电图、皮质诱发电位、血浆皮质醇、酸性糖蛋白、阿片肽、神经肽类等。这些指标在疼痛的急性期有一定的相关性，但随着疼痛的持续存在和发展，许多指标逐渐恢复正常水平。此外，这些指标本身缺乏疼痛特异性，在情绪激动和应激反应时也可以出现。大量的研究提示，尽管疼痛过程中伴有许多生理变化，但许多似乎是对应激的反应，不是疼痛所特有的。

（栾 慧）

第三节 疼痛的诊断

疼痛的诊断应在详细了解病因的基础上，对患者做全面、认真的检查。

1. 常规的望诊、触诊、叩诊、运动功能检查 通过主动或被动活动检查四肢、躯干、关节、肌肉、神经及血管的功能。

2. 神经定位检查 确定神经根、脊髓病变部位，通过神经所支配区域的运动、感觉、反射来定位。

3. 检验学诊断 在许多疼痛性疾病的诊断中，实验室诊断是整个诊断系统中的重要组成部分，如鉴别感染与非感染疾病，往往需测定血常规；对于考虑风湿、类风湿、结核患者，应进行血沉和抗"O"的测定；考虑痛风患者应测定血清尿酸、尿尿酸含量；准备实施硬膜外腔穿刺及置管者应进行出、凝血时间测定。

4. 影像学诊断 影像学诊断在疼痛性疾病的诊断过程中占有极其重要的地位，尤其是近年来医学影像诊断技术发展迅速，为临床诊断提供了极大帮助。

（1）X 线片：对大多数骨、关节疾病，可做出诊断。

（2）CT 检查：能够对各种密度相似的软组织做出分辨，对有些疼痛性疾病的诊断具有特殊意义。

（3）磁共振：在神经、血管、脊髓系统病变方面的诊断具有重要意义。

（4）ECT：放射性核素全身骨显像，虽不作为肿瘤骨转移的诊断依据，但却是良好的筛查方法。

（5）PET – CT：正电子发射计算机断层显像，其原理是将微量的正电子核素显像剂注入人体，用扫描仪探测其在体内的分布，通过计算机断层以解剖图像方式、从分子水平显示机体及病变组织的功能、代谢、血流、细胞增殖等的技术。

5. 肌电图诊断　可描记神经肌肉单位活动的生物电，并以此判断所检查的神经肌肉功能状态，在临床上主要用于以下疾病检查：周围神经损伤；神经根压迫性疾病如颈椎病、椎间盘突出和椎管内肿瘤等；区分肌肉萎缩原因和性质。

6. 诱发电位诊断　躯体感觉诱发电位：给予神经末梢刺激后记录大脑皮质的感觉定位，如用于脊髓损伤和三叉神经、臂丛神经病变及颈椎病等的诊断；视觉诱发电位：当视觉受到刺激，可从枕叶皮质或相应皮质区域记录到诱发电位；脑干听觉诱发电位：当听觉受到刺激时可从颅顶正中记录到的诱发电位。

（栾　慧）

第四节　疼痛治疗的方法和原则

疼痛治疗的目的主要是消除病因，提高痛阈，改善功能，提高生活质量。

一、急性疼痛的治疗原则

若急性疼痛是某疾病并存之症状，则以治疗"原发病"为主，辅以治痛。

若急性疼痛是围手术期的术后疼痛，则所用药物以哌替定、芬太尼（用于重度疼痛）或布桂嗪（中度疼痛）作为首选，给药途径以 PCIA、PCEA 为主。因治疗周期短，药物毒副作用较为少见，但需要关注。

二、慢性疼痛的治疗原则

所谓疼痛治疗是指对慢性疼痛（本身就是疾病）的治疗，在合法、合情、合理的框架下，以介导微创手术为主，辅以药物、物理、心理等治疗方法；此外，可予个体化神经阻滞、神经破坏、神经毁损手术等。

三、术后疼痛的治疗原则

术后镇痛不仅能减轻患者的痛苦，更重要的是能预防或减少患者手术后疼痛引起的并发症。例如胸科术后患者，良好的镇痛可促进术后深呼吸及咳痰，防止肺不张和肺内感染。心脏病患者的非心脏手术后镇痛，可防止心动过速，减少心肌做功和氧耗量，这对心脏病患者是非常重要的。总之，手术后疼痛治疗可减轻或防止机体的一系列应激反应，有利于患者的恢复，减少各种并发症，对提高患者的围手术期安全十分重要。

（一）治疗方法的选择

术后镇痛的方式很多，其选择应根据手术的大小、部位等决定。包括全身用药，口服、静脉、肌内、皮下注射给药，硬膜外给药等和物理疗法及电刺激、心理治疗等技术。

1. 口服　适用于表浅、小手术的轻度、中度疼痛，术前口服。对患有消化性溃疡或肾脏疾病的患者相对禁忌。

2. 肌内注射　与口服相比，起效快，易于产生峰值而迅速达到镇痛目的。但存在注射部位疼痛、药物吸收不可靠、持续时间短等缺点。

3. 静脉给药　手术后的常用镇痛给药方法之一，可分次静脉注射或患者自控持续输注（PCA），起效迅速，血浆药物浓度稳定，但需要严密监测，防止出现呼吸抑制。

4. 硬膜外或鞘内给药　可使用局麻药联合阿片类药物，镇痛效果较好。但可能出现低血压、全身无力、麻木的副作用，应予重视。

（二）患者自控镇痛（patient - controlled analgesia，PCA）技术

1. 患者自控镇痛（PCA）　是利用一种机械微量泵装置，在患者感到疼痛时，自行按压 PCA 装置的给药键，按设定的剂量注入镇痛药，从而达到镇痛效果。其优点是：能维持稳定的血药浓度；避免镇痛药的滥用；可不用电源，而是通过特制的机械泵给药；体积小，便于携带。

2. PCA 分类　依其给药途径和参数设定的不同，可分为静脉 PCA（PCIA）、硬膜外 PCA（PCEA）、蛛网膜下隙 PCA（PGSaA）、皮下 PCA（PCScA）和区域神经 PCA（PCNA、PCRA）等。

3. PCA 技术参数　PCA 的技术参数包括单次给药剂量（bolus dose）、锁定时间（lockouttime）、负荷剂量（loading dose）、最大给药剂量（maximal dose）、连续背景输注给药（basal in - fusion or background infusion）、单位时间的最大限量及注药速率等。

（1）负荷剂量：在开始 PCA 治疗时，由于受单次剂量和锁定时间的限制，短时间内难以达到镇痛所需的血药浓度，即最低有效镇痛浓度（MEAC）。给予负荷剂量的目的就是迅速达到镇痛所需要的血药浓度，即 MEAC，使患者迅速达到无痛状态。

（2）单次给药剂量：患者每次按压 PCA 泵所给的镇痛药剂量。由于不同患者对镇痛药的需求及副作用的敏感性不同，应根据个体差异对单次给药剂量进行调整，剂量过小可能导致整个 PCA 过程镇痛效果欠佳，剂量过大有可能导致过度镇静甚至呼吸抑制。如果在足够的 PCA 次数后仍存在镇痛不全，可将剂量增加 25% ~ 50%，如果出现过度镇静，则应将剂量减少 25% ~ 50%。

（3）锁定时间：是指间断给药之间的最短间隔时间，该时间内 PCA 装置对患者再次给药的指令不做反应，可以防止用药过量。静脉 PCA 锁定时间一般为 8 ~ 15 分钟。

（4）最大给药剂量：是 PCA 装置的另一安全保护措施，有 1 小时或 4 小时最大给药剂量限定。其目的在于对超过平均使用量的用药引起注意并加以限制。

（5）连续背景输注：大部分 PCA 泵除了 PCA 单次给药方式外，还有其他功能可供选择，包括：①持续给药，难以做到个体化用药。②持续给药加 PCA，持续小剂量给药的目的在于减少镇痛药血药浓度波动，改善镇痛效果。③PCA 基础上的持续给药，常使用速度

可调节的给药方案。

4. PCA 常用药物

（1）PCIA：静脉 PAC 常用药物有吗啡、芬太尼、曲马多、舒芬太尼等，一般与止吐药物氟哌利多、5 – HT₃ 拮抗剂恩丹西酮、格拉司琼、雷莫司琼等合用。中国医科大学附属盛京医院目前用的配方：曲马多 600 ~ 800mg，加止吐药，稀释至 100ml，负荷量：曲马多 50 ~ 100mg；芬太尼 0.8 ~ 1mg，加止吐药，稀释至 100ml，负荷量：芬太尼 0.03 ~ 0.05mg；吗啡 30 ~ 40mg，加止吐药，稀释至 100ml，负荷量：吗啡 2 ~ 3mg；舒芬太尼 100 ~ 130μg，加止吐药，稀释至 100ml，负荷量：舒芬太尼 5μg。均 2ml/h 静脉泵入，使用负荷量前单次给予止吐药，如格拉司琼 3mg。

（2）PCEA：术前先行硬膜外隙穿刺置管，术毕予以 PCEA 持续镇痛，一般常用局麻药联合阿片类药。常用吗啡或芬太尼加用 0.125% ~ 0.25% 的布比卡因或 0.1% ~ 0.2% 罗哌卡因。中国医科大学附属盛京医院目前常用的配方：芬太尼 0.2 ~ 0.5mg 或盐酸吗啡 4 ~ 6mg 加 0.125% 布比卡因溶液，生理盐水稀释至 250ml。持续剂量：5ml/h，PCA 剂量：2ml/次，锁定时间：8 分钟；吗啡 4 ~ 6mg 加氟哌利多 5mg 和布比卡因 100 ~ 150mg，生理盐水稀释至 100ml，持续剂量：2ml/h，PCA 剂量：0.5ml/次，锁定时间：15 分钟。PCEA 使用药物剂量和浓度要根据镇痛装置的特点、持续剂量进行调整，还应考虑患者手术大小、年龄、体重、性别等因素。

（江爱玲）

第二篇

疼痛医学

第四章　头痛

第一节　头痛的分类

头痛不仅是最常见的神经系统症状，而且是最常见的疼痛综合征。目前认为头痛是由于来自颅内外伤感受觉的过度传入和（或）中枢对伤害感受传入控制发生障碍引起的。痛觉敏感组织除颅外的结构外，颅内结构主要有静脉窦、静脉、脑动脉近段、大血管附近的硬膜、脑神经以及上颈段神经根，脑实质对痛觉并不敏感。

根据国际头痛疾患分类第三版（ICHD－Ⅲ，2013年），头痛分为三部分：原发性头痛，继发性头痛，痛性颅神经病及其他颜面痛。每一部分分为不同类型的头痛（表4－1）；每一类型的头痛又分为许多不同的亚型。

表4－1　头痛的最新 IHS 分类（ICHD－Ⅱ，2004 年）

第一部分：原发性头痛

1. 偏头痛

2. 紧张型头痛

3. 丛集性头痛和其他原发性三叉神经自主神经性头痛

4. 其他原发性头痛

第二部分：继发性头痛

5. 归因于头部和（或）颈部创伤的头痛

6. 归因于颅或颈部血管疾患的头痛

7. 归因于非血管性颅内疾患的头痛

8. 归因于某些物质或某些物质戒断的头痛

9. 归因于感染的头痛

10. 归因于内环境稳态疾患的头痛

11. 归因于头颅、颈部、眼、耳、鼻、鼻窦、牙齿、口腔或其他头面部结构疾患的头面痛

12. 归因于精神疾患的头痛

第三部分：颅神经痛、中枢和原发性面痛以及其他头痛

13. 颅神经痛和与中枢性疾患有关的面痛

14. 其他头痛、颅神经痛、中枢或原发性面痛

本章重点讲述常见头痛疾患（偏头痛、紧张型头痛、丛集性头痛）的流行病学、病理生理机制、临床表现、诊断及鉴别诊断、治疗。

（江爱玲）

第二节　偏头痛

偏头痛是一种发作性头痛，常伴有恶心、呕吐和畏光或畏声，头痛发作之前可有局灶性神经系统症状——先兆。与旧的英语术语"偏头痛（megrim）"一样，"偏头痛（migraine）"这个词也来自希腊语"偏侧头痛（hemicrania）"。汉语中偏头痛的字面意思是半边头痛，易与"偏侧头痛（hemicrania）"相混淆。虽然大多数偏头痛患者为单侧头痛，但是还有大约20%～40%的患者为双侧头痛。

偏头痛是一种常见的使劳动能力下降的原发性头痛疾患。流行病学研究表明偏头痛患病率高，对社会经济和个人影响大。目前，世界卫生组织（WHO）对世界范围内所有使劳动能力下降的疾病进行排名，偏头痛位居第19位。大约80%的偏头痛患者主诉头痛时有劳动能力下降，大约50%的患者主诉严重头痛导致活动极度受限、需要卧床休息。不同年龄阶段的偏头痛患病率不同，30～45岁的人群患病率最高。12岁以前的偏头痛患病率无性别差异。但是，青春期后女性患病率高于男性。男性与女性比例大约是1∶3。一项美国调查研究发现偏头痛女性患病率为18.2%，男性为6.5%，8岁以前到40岁之间患病率增加，40岁之后男性、女性都下降。我们大陆尚缺乏基于国际头痛协会（IHS）诊断标准的流行病学资料。

一、病理生理

偏头痛是中枢神经系统（CNS）对各种内外环境变化的特定反应。偏头痛患者存在一个可能由基因决定的"偏头痛的阈值"。家族性偏瘫性偏头痛（FHM）是一种少见的偏头痛类型，为常染色体显性遗传，染色体19上的CACNA1A基因，1q21－23上的ATP1A2基因，或2q24上的SCN1A基因有异常突变。偏头痛发作的阈值可能受雌激素、兴奋性氨基酸、单胺类、阿片类和其他多种因素的影响。

偏头痛先兆源于大脑皮层。Leao于1944年描述了一种在动物脑中出现的皮层功能进行性抑制的现象，称之为"皮层扩布性抑制（cerebral spreading depression，CSD）"，并推测可能与偏头痛先兆有关。这些抑制性波沿大脑皮层以2～3mm/min的速度缓慢移动，持续5～60分钟。脑磁波描记术（MEG）、正电子发射断层扫描术（PET）和功能核磁共振（fMRI）等功能影像学研究发现偏头痛患者中存在CSD现象，后者可能是先兆产生的原因。

长期以来，由于偏头痛疼痛性质为搏动性，因此被认为是一种"血管性"头痛。目前研究表明偏头痛头痛可能由三叉神经血管系统的激活和致敏化引起。研究已经表明由于软脑膜血管与皮层表面相隔很近，CSD可以直接激活三叉神经血管传入系统。激活的三叉神经传入纤维可能释放某些血管扩张性肽类如降钙素基因相关肽（CGRP）、P物质、神经激肽A，它们引起硬脑膜等疼痛敏感组织发生无菌性神经源性炎症反应，表现为血浆外渗、血管扩张和肥大细胞改变。神经源性炎症使三叉神经系统第一级神经元快速致敏，然后疼痛由三叉神经传到脑干第二级神经元，一直到丘脑第三级神经元和皮层。特异性抗偏头痛药物——

曲普坦类药物可以抑制三叉神经血管系统的激活，因此可以减轻疼痛。

二、临床表现

偏头痛可以分为四个不同的时相——前驱症状期、先兆期、头痛期、恢复期。但是，对于某个患者和某次发作，并非都有这四期的表现。例如，患者可以有头痛而无先兆，或有先兆而无头痛。偏头痛有两个最主要的亚型——有先兆偏头痛和无先兆偏头痛。同一个患者可有这两种类型的偏头痛。

（一）前驱症状

某些患者有前驱症状，发生于头痛前数小时或数天，但并非普遍存在。前驱症状有疲劳、注意力难以集中、颈部僵硬、对光或声音敏感、恶心、视物模糊、打哈欠、面色苍白、易怒、过度兴奋、抑郁、渴望某些特定的食物等等。

（二）先兆

偏头痛先兆大多起源于枕叶视觉皮层，视觉先兆常表现为闪光、暗点，即注视点附近出现的之字形闪光，它可以逐渐向右或向左扩展，随后可表现为锯齿形暗点。某些病例可能仅有暗点，而无闪光，这常常被理解为急性发作的开始，细察之后，会发现暗点通常会逐渐扩大。

发生于其他皮层的先兆十分少见。单侧感觉异常表现为针刺感从起始点开始缓慢移动，可影响一侧身体和面部的较大或较小的部分，之后可能会出现麻木，但是麻木也可能是唯一的症状。更少见先兆是言语障碍，通常表现为言语困难，但常常难以分类。先兆还有短暂性颞叶症状如嗅幻觉——闻到烧焦味、烹调味或不愉快气味。先兆症状通常相互接连发生，以视觉症状开始，然后是感觉症状和言语困难，也有相反或其他顺序的表现。

基底型偏头痛的先兆有构音障碍、眩晕、耳鸣、听力减退、复视、双眼颞侧和鼻侧视野的视觉症状、共济失调、意识水平下降、双侧感觉异常。先兆还包括家族性偏瘫性偏头痛或散发性偏瘫性偏头痛中的活动力弱。

（三）头痛

大约三分之二的偏头痛以单侧头痛为主，同一次发作中可以由一侧转到另一侧。尽管大多数偏头痛患者为单侧头痛，但是双侧头痛不能排除偏头痛的诊断。头痛常常位于额颞部，也可以位于眼球后部，可以向后放射至枕叶和上颈部，甚至到下颈部和肩部。

偏头痛常常开始为钝痛，然后变为搏动性疼痛，后者为偏头痛的一个特征。但是，许多偏头痛患者从未有过搏动性头痛。偏头痛常常为中到重度疼痛，会影响患者的日常活动。日常体力活动如散步或爬楼梯会加重头痛。因此，偏头痛患者喜欢卧床，避免头部或身体活动。

偏头痛发作时常伴有食欲减退、恶心、呕吐、畏光、怕声、讨厌某些气味。患者更喜欢待在安静的黑房间里。偏头痛患者还可有体位性低血压、头晕和精神改变，如言语表达困难和认知障碍。

（四）恢复期

偏头痛患者在头痛过后数天内常常感到疲劳和嗜睡，还有注意力不集中、易怒、精神不振、头皮触痛或食欲减退。少数患者可有欣快、渴望某些食物。一般而言，恢复期的症状与前驱期相似。

（五）诱发因素

偏头痛不同的发作有不同的诱发因素，不同的患者有不同的诱发因素，也可以无明显的诱因。偏头痛发作的常见诱因有：①激素变化（月经、口服避孕药）；②饮食因素（酒精、富含亚硝酸盐的肉类、味精、巧克力等）；③环境因素（闪烁的灯光、视觉刺激、气味、天气变化）；④心理因素（应激、焦虑、抑郁、烦恼）；⑤药物（硝酸甘油、利舍平、雌激素等）；⑥其他因素（睡眠不足、睡眠过多、疲劳、头部创伤）。

三、诊断

诊断偏头痛的最重要要素是病史，重要内容有：①发病年龄；②发作频率和持续时间；③头痛的部位、性质及程度；④先兆；⑤伴随症状；⑥活动对头痛的影响；⑦诱发和缓解因素。建议患者记头痛日记来帮助诊断。

偏头痛分为两个主要亚型——无先兆偏头痛和有先兆偏头痛，前者为最常见的亚型。表4-2列出了无先兆偏头痛的 IHS 诊断标准。对于儿童，偏头痛发作持续时间通常为 1~72小时，比成人短。

表4-2　无先兆偏头痛的诊断标准

A. 至少 5 次发作符合标准 B~D

B. 头痛发作持续 4~72 小时（未治疗或治疗不成功）

C. 头痛至少具备以下特点中的 2 条：

　　1. 单侧

　　2. 搏动性

　　3. 疼痛程度为中到重度

　　4. 日常体力活动可以加剧或造成避免日常体力活动（如散步或爬楼梯）

D. 在头痛期间至少具备以下中的 1 条：

　　1. 恶心和（或）呕吐

　　2. 畏光和畏声

E. 不归因于其他疾患

表4-3列出了有典型先兆偏头痛的诊断标准。诊断标准 B 和 C 描述了典型先兆的特征。如果典型先兆后的头痛不符合无先兆偏头痛的标准（表4-2），那么应该诊断为"无偏头痛头痛的典型先兆"。只要先兆期有活动力弱，就应该诊断为偏瘫性偏头痛。如果患者的一级亲属有相似的发作，就诊断为家族性偏瘫性偏头痛（FHM），否则诊断为散发性偏瘫性偏头痛。对于基底型偏头痛，偏头痛先兆症状明确源于脑干和（或）双侧半球，但是无活动力弱。它的先兆症状至少包括以下症状中的 2 项：①构音障碍；②眩晕；③耳鸣；④听力减退；⑤复视；⑥双眼颞侧和鼻侧视野的视觉症状；⑦共济失调；⑧意识水平下降；⑨双侧感觉异常。

表 4-3　有典型先兆偏头痛的 IHS 诊断标准

A. 至少 2 次发作符合标准 B ~ D
B. 先兆至少包括以下中的 1 条，但无活动力弱
1. 可完全恢复的视觉症状，包括阳性症状（如点状、色斑或线形闪光幻觉）和（或）阴性症状（如视野缺损）
2. 可完全恢复的感觉症状，包括阳性症状（如针刺感）和（或）阴性症状（如麻木）
3. 可完全恢复的言语困难
C. 至少符合以下中的 2 条
1. 双侧视觉症状和（或）单侧感觉症状
2. 至少 1 个先兆症状逐渐发展时间 ≥5 分钟和（或）不同的先兆症状接连出现 ≥5 分钟
3. 每个症状 ≥5 分钟并且 ≤60 分钟
D. 在先兆期或先兆症状随后 60 分钟之内出现符合无先兆偏头痛 B ~ D 标准的头痛
E. 不归因于其他疾患

四、鉴别诊断

首先，要排除继发性头痛才能诊断偏头痛。在以下情况下，应该考虑患者有器质性疾患并仔细进行检查：①有异常神经系统体征；②头痛发作频率或疼痛程度急剧增加或加重；③头痛性质发生改变；④50 岁以上新发头痛或突然发生最严重的头痛；⑤伴有全身性异常（发热、颈强直、皮疹）的头痛；⑥妊娠期、分娩后以及癌症或艾滋病（AIDS）患者新发的头痛；⑦多种治疗无效的头痛；⑧有头晕和麻木等伴随症状。

与其他原发性头痛如紧张型头痛和丛集性头痛进行鉴别也很重要，因为它们的最佳治疗不同，表 4-4 列出了偏头痛与二者的鉴别要点。

紧张型头痛的临床特征有：①部位为双侧；②性质为压迫性或发紧性（非搏动性）；③疼痛程度为轻到中度；④日常体力活动如散步或爬楼梯不会加剧头痛；⑤不伴有恶心或呕吐。

丛集性头痛是一种典型的周期性疾病，这与偏头痛不同。其定义是一种严重的严格位于单侧的头面痛，每次发作持续 15 ~ 180 分钟，常伴有同侧结膜充血、流泪、鼻塞、流涕、前额和面部出汗、瞳孔缩小、眼睑下垂和眼睑水肿。丛集性头痛分为丛集期和间歇期，一般而言，一个丛集期持续 2 周 ~ 3 个月，间歇期为 3 个月 ~ 3 年。丛集性头痛发作期间，患者有不安或易激动的感觉。

表 4-4　偏头痛与紧张型头痛和丛集性头痛的鉴别诊断

临床特点	偏头痛	紧张型头痛	丛集性头痛
男：女	25：75	40：60	90：10
偏侧	60% 单侧	弥漫性双侧	100% 单侧
部位	前额、眶周 颞部、半侧头部	弥漫性	眶周
频率	1 ~ 4 次/月	1 ~ 30 次/月	1 ~ 3 次/天（持续 3 ~ 12 个月）
疼痛程度	中度/重度	轻度/中度	极重度
持续时间	4 ~ 72 小时	不定	15 分钟 ~ 3 小时

临床特点	偏头痛	紧张型头痛	丛集性头痛
疼痛性质	搏动性	钝痛	锐痛、钻痛
周期性	±	－	＋＋＋
家族史	＋＋＋	±	±
伴随症状			
先兆	＋＋＋	－	－
自主神经症状	±	－	＋＋＋
恶心/呕吐	＋＋＋	－	±
畏光/恐声	＋＋＋	－	±
活动后加重	＋＋＋	－	－

五、治疗

目前偏头痛尚不能根治，但是大多数患者可以在行为和药物联合治疗下得到缓解。建议偏头痛患者过规律健康的生活、避免诱发因素。可以用心理学和生理学技术抵抗应激。针灸、按摩、放松运动、生物反馈和认知行为疗法有助于治疗偏头痛。中医药也有广泛应用，但是尚需要更多的循证医学证据。偏头痛的药物治疗包括急性发作期治疗和预防性治疗。

（一）急性发作期的治疗

偏头痛急性发作期治疗的目的是尽快终止头痛发作、消除伴随症状、恢复日常活动能力。药物可分为两大类——非特异性药物和特异性药物，前者指有止痛作用而不是特异性针对偏头痛的止痛剂；后者指有抗偏头痛作用而无一般止痛作用的药物。

1. 非特异性药物包括　①非甾体类抗炎药（NSAIDs）：含阿司匹林、布洛芬、萘普生钠、托灭酸或对乙酰氨基芬的复合制剂，有许多循证医学证据；②镇静剂如巴比妥类；③阿片类。巴比妥类和阿片类只适于其他治疗无效的严重病例，因为它们有成瘾性。

2. 特异性药物包括　①麦角类如麦角胺和双氢麦角碱，国内常用的麦角类制剂是咖啡角——一种麦角胺和咖啡因的复合制剂；②曲普坦类，是 5－HT1B/ID 受体激动剂，并可部分激动 5－HT1F 受体，国内上市的有舒马普坦和佐米曲普坦，国外有多种不同的制剂。应该注意特异性药物的不良反应，例如它们都有血管收缩作用，因此有冠心病、缺血性脑血管病和未控制的高血压等的患者不应该用这些制剂。

偏头痛发作开始后及早足量的治疗对缓解头痛更有效。但是不应该用太多止痛剂以避免药物过量性头痛（medication－overuse headache，MOH）。

另外，止吐剂和促胃肠动力药如甲氧氯普安和多潘立酮可以减轻伴随症状，并有助于其他药物的吸收和作用。糖皮质激素可用于严重偏头痛发作如偏头痛持续状态。

（二）预防性治疗

偏头痛预防性治疗的目的是降低偏头痛的发作频率、减轻头痛的严重程度、减少劳动能力的下降、提高急性发作期治疗的疗效。

预防性治疗的适应证：①过去的 3 个月内，偏头痛发作超过 2 次/月，或头痛日平均超过 4 天/月；②急性期治疗无效，或因药物不良反应和禁忌证而不能进行急性期治疗；③应用止痛剂大于 2 次/周；④特殊的情况，如偏瘫性偏头痛、长时间先兆的偏头痛和偏头痛性脑梗死；⑤月经性偏头痛；⑥患者的取向。

预防性治疗的原则如下：①应该排除合并 MOH，因为此种情况对预防性药物治疗无效，如果疑诊 MOH，建议撤除止痛药 2 个月来确诊，如果撤除 2 个月后头痛仍然很严重，有必要进行预防性治疗；②根据个体化原则、药物的药理作用和不良反应选择疗效确定、不良反应少的药物（要有证据）；③重要的一点是小剂量开始，缓慢加量，逐渐达到治疗量或出现不能接受的不良反应为止；④4~8 周内评估预防性药物的疗效；⑤足量治疗（通常 3~6 个月）；⑥确保患者对预防性治疗有正确的期望值，有助于提高他们的依从性，偏头痛发作频率降低 50% 即为有效。

常用的预防性药物有：①β-肾上腺素受体阻滞剂，并非所有的制剂对预防偏头痛都有效，普萘洛尔和替马洛尔有更多的循证医学证据，纳多洛尔、阿替洛尔和美托洛尔也有一定的疗效；②钙离子通道阻滞剂，氟桂利嗪有更多的循证医学证据；③抗癫痫药物如丙戊酸钠和托吡酯；④三环类抗抑郁药如阿米替林；⑤5-HT 阻断剂如苯噻啶；⑥其他：大剂量核黄素（维生素 B_2）、镁剂、肉毒毒素 A 和中医药，这些尽管已经开始应用，但是尚未达成共识。

（江爱玲）

第三节　紧张型头痛

紧张型头痛是最常见的原发性头痛类型，不同的研究发现总人群的终生患病率介于 30% 和 78% 之间，表现为双侧头部紧束样或压迫性头痛，起病时可能与心理应激有关，转为慢性形式后常无明显的心理因素。以前的命名比较混乱，有肌肉收缩性头痛（muscle-contraction headache）、紧张性头痛（tension headache）、心因性肌源性头痛（psychomyogenic headache）、应激性头痛（stress headache）、日常性头痛（ordinary headache）、原发性头痛（essential headache）、特发性头痛（idiopathic headache）、心因性头痛（psychogenic headache）。1988 年国际头痛学会（IHS）将其确定为紧张型头痛（tension-type headache），并得到大多数国家的认同。发作频繁的紧张型头痛患者的生活常常受到相当严重的影响，造成劳动能力下降以及高昂的个人和社会经济负担。

一、病理生理

紧张型头痛的病理生理机制尚知之甚少，可能与多种因素有关，包括心理因素、颅周肌肉收缩和肌筋膜炎、中枢痛觉致敏作用、神经递质因素等。发作性紧张型头痛（尤其是偶发性紧张型头痛）可能源于周围疼痛机制；而慢性紧张型头痛则可能源于中枢的伤害性痛觉的致敏作用。目前，许多的研究得到一个假说，首先肌肉紧张可以增强伤害感受觉，然后由于应激使得中枢在疼痛控制方面的作用发生短暂的改变；另外，心理因素可以通过控制肢体肌肉系统来增加肌肉紧张度，同时降低内源性抗伤害感受系统的作用。发作频率越高，中枢作用的改变越大，长期的伤害感受性神经元致敏化以及抗伤害感受系统作用减弱可以导致慢性紧张型头痛。

二、诊断与鉴别诊断

紧张型头痛为原发性头痛，因此在诊断时应该首先进行详细的病史询问、体格检查，需要时进行必要的辅助检查以排除继发性头痛。然后，应该按照ICHD-Ⅲ所列的诊断标准与其他常见的原发性头痛如偏头痛、丛集性头痛相鉴别，鉴别要点见表4-4。鼓励患者记录头痛日记，对于病史较长、不易与继发性头痛相混淆的患者，不提倡进行过多的辅助检查。紧张型头痛的前3个类型（2.1、2.2、2.3）主要是发作频率不同，诊断标准见表4-5。2.4很可能的紧张型头痛分为3个亚型，其诊断标准见表4-6。

表4-5 各型紧张型头痛的 IHS 诊断标准

项目	2.1 偶发性紧张型头痛	2.2 频发性紧张型头痛	2.3 慢性紧张型头痛
频率	A. 每月发作 <1 天，至少发作10次以上（每年<12天）	A. 每月发作 ≥1 天，但 <15天，至少发作10次以上（每年≥12天但 <180天），3个月以上	A. 每月发作≥15天，（每年≥180天），3个月以上
持续时间	B. 30分钟至7天	B. 30分钟至7天	B. 数小时或呈持续性不缓解
头痛性质	C. 至少符合下列特点中的2条：①双侧头痛；②性质为压迫性或紧箍样（非搏动性）；③轻至中度头痛；④日常活动，如行走或爬楼梯不加重头痛		
伴随症状	D. 符合以下2条：①无恶心或呕吐，但可以有厌食；②畏光或畏声（两项中不超过一项）		
其他	E. 不能归因于其他疾病		

表4-6 很可能的紧张型头痛的 IHS 诊断标准

项目	2.4.1 很可能的偶发性紧张型头痛	2.4.2 很可能的频发性紧张型头痛	2.4.3 很可能的慢性紧张型头痛
A	2.1 诊断标准中 A～D 项仅一项不满足	2.2 诊断标准中 A～D 项仅一项不满足	符合2.3 诊断标准中的A～C 项
B	发作不符合无先兆偏头痛诊断标准	发作不符合无先兆偏头痛诊断标准符合以下2条：畏光、畏声或轻度恶心三项中不超过一项；无中到重度恶心和呕吐	
C	不能归因于其他疾病	不能归因于其他疾病	不能归因于其他疾病；但是药物过量者符合药物过量性头痛任一亚型的诊断标准 B，即摄入某种止痛药至少3个月，≥15天/月

三、治疗

1. **非药物治疗** 首先应该建立起患者对医生的信任，进行适当的心理疏导，鼓励患者建立良好的生活习惯，尽可能采用非药物治疗，如松弛治疗、物理治疗、生物反馈以及针灸等。

2. **药物治疗**

（1）对症治疗：对发作性紧张型头痛，尤其是偶发性紧张型头痛患者，适合对症治疗。

可给予非甾体类抗炎药治疗：可单一用药，如阿司匹林、对乙酰氨基芬等；也可以应用复合制剂。但是注意切勿滥用镇痛药物，因为其本身也可引起药物性头痛。遇到以下情况需要考虑到药物过量的可能：①治疗开始后头痛缓解，之后头痛持续性加重；②停用药物后头痛减轻；③阿司匹林每周剂量＞45g；④吗啡制剂用量＞2 次/周。

（2）预防治疗：对于频发性和慢性紧张型头痛，应采用预防性治疗，主要方法如下：①抗抑郁药物：主要是三环类抗抑郁药，如阿米替林、多塞平，也可试用 5 - 羟色胺再摄取抑制剂，尤其是合并严重抑郁和焦虑状态时；②肌肉松弛剂：盐酸乙哌立松、巴氯芬等；③部分抗癫痫药物：丙戊酸钠；④A 型肉毒素注射治疗：适于口服药物无效或不能耐受的顽固性头痛患者。此外，中药目前广泛用于治疗紧张型头痛，但需要进一步的循证医学证据的支持。

（梁巍平）

第四节　丛集性头痛

丛集性头痛是一种最严重的原发性头痛，人群患病率约为 0.1% ~ 0.4%，男：女约为 9 ：1，大多在 20 ~ 40 岁起病，其特有的头痛形式、周期性、自主神经表现与其他的原发性头痛显著不同。头痛位于单侧眼眶或眶上或颞部，常伴有同侧结膜充血、流泪、鼻塞、流涕，还可有同侧 Horner 综合征、前额和面部出汗、瞳孔缩小、眼睑下垂和眼睑水肿，每次发作持续 15 ~ 180 分钟。它具有典型的周期性，可分为丛集期和间歇期，1 个丛集期可持续 2 周 ~ 3 个月，丛集期内发作频率为 1 次/隔天 ~ 8 次/天。

一、病理生理

丛集性头痛的发病机制尚不明确。许多研究发现，三叉神经血管系统的激活参与丛集性头痛的发病过程，这可以解释其头痛形式；由于上涎核与三叉神经核尾端在脑干有功能性联系，来自三叉神经核尾端的副交感神经环路激活的参与产生自主神经症状；Horner 综合征的出现提示有颈交感神经丛的参与；由于副交感神经系统、交感神经系统和三叉神经纤维在颈动脉海绵窦段聚合，考虑颈动脉海绵窦段可能是病变部位。PET 影像学研究发现下丘脑灰质后部明显激活，并且对丛集性头痛有特异性，可以解释其周期性。

综合上述情况得到一个假说：在丛集期内，中枢或周围的触发因素激活硬脑膜的三叉神经血管和头颅副交感神经系统，这个丛集期由功能异常的下丘脑节拍器调控。由于下丘脑与脑干和脊髓中的泌涎核和其他副交感神经核、节前交感神经元有明确的功能联系，这些通路的激活可导致海绵窦痛性血管的改变，继而颈动脉海绵窦段的交感神经丛参与进来，刺激泪腺和其他黏膜腺体的分泌功能。总之，与偏头痛一样，丛集性头痛是由于中枢神经系统功能异常引起的一种神经血管性疾患。

二、临床表现

（一）头痛的形式

头痛的形式为急性起病的头痛，10 ~ 15 分钟达到高峰，一般持续 30 ~ 45 分钟，剧烈头痛可持续 1 小时或更长时间，在头痛高峰波动一段时间后，头痛迅速减轻，头痛后患者感到极度虚弱。头痛通常都局限于一侧，最常见的部位按发作频率高低依次是眼眶、眶后、颞侧、眶上和眶下。极少数发生在三叉神经区域以外。头痛发作频率不等，1 次/周 ~ 8 次/天。

（二）周期性

发作的周期如钟表一般规律，有显著的昼夜节律性、季节节律性和年节律性。

（三）自主神经症状

副交感神经过度兴奋导致同侧眼流泪、结膜充血、鼻塞或流涕；由于部分交感神经麻痹也导致瞳孔缩小、眼睑下垂；常伴随面部发红或苍白、头皮和面部触痛、同侧颈动脉压痛、心率减慢等症状。

（四）发作时的行为变化

在丛集性头痛发作期，患者烦躁、易怒。一些患者平卧可使疼痛加重，因此不停踱步或保持坐位，疼痛会有所减轻；有的患者行为怪异、咆哮、哭喊或尖叫，甚至有的会自杀；还有患者慢跑、用冰袋或热毛巾压住眼睛或颞部、独处或到户外可缓解疼痛。

（五）诱发因素

任何形式的酒精制剂如啤酒、烈酒和葡萄酒在丛集期都可诱发患者出现头痛，而在间歇期很少会诱发头痛。其他血管扩张剂，例如硝酸甘油片和组胺，也可诱发易感患者出现丛集性头痛发作。

食物类型以及对某种食物嗜好不会诱发丛集性头痛发作。丛集性头痛患者中吸烟者的比例较高，一些患者戒烟后，头痛获得缓解。

三、分类及诊断

丛集性头痛的诊断主要是临床诊断，依赖于头痛发作史、头痛发作形式、伴随的自主神经症状等。表 4 - 7 列出了丛集性头痛的 IHS 诊断标准。丛集性头痛分为发作性丛集性头痛和慢性丛集性头痛，二者区别在于前者丛集期持续 7 ~ 365 天，无痛缓解期≥1 个月；后者发作超过 1 年不缓解或缓解期小于 1 个月。

表 4 - 7　丛集性头痛的 IHS 诊断标准

A. 符合标准 B ~ D 发作 5 次以上

B. 发生于眶、眶上和（或）颞部的重度、极重度的单侧疼痛，如不治疗疼痛持续 15 ~ 180 分钟

C. 头痛伴有以下几项中至少一项：

　　1. 同侧结膜充血和（或）流泪

　　2. 同侧鼻充血和（或）流涕

　　3. 同侧眼睑水肿

　　4. 同侧前额和面部出汗

　　5. 同侧瞳孔缩小和（或）上睑下垂

　　6. 感觉躁动或不安

D. 发作频率从隔日 1 次到每日 8 次

E. 不能归于其他疾病

四、鉴别诊断

同偏头痛一样，首先要排除继发性头痛才能诊断丛集性头痛。有报道继发性丛集性头痛

样发作可由以下颅内病变引起，它们是鞍旁脑膜瘤、垂体腺瘤、第三脑室区域钙化病变、前部颈动脉动脉瘤、侵入鞍上池的斜坡表皮样瘤、椎动脉动脉瘤、鼻咽癌、同侧半球巨大动静脉畸形以及上颈部脑膜瘤。当临床表现不典型时，如：①头痛表现像慢性丛集性头痛；②在头痛发作间期，有其他的头痛表现；③对原发性丛集性头痛有效的治疗如吸氧或麦角胺，疗效不佳；④除眼睑下垂、瞳孔缩小外，还存在其他神经系统体征，需要考虑是否有继发性头痛。

其次，要与三叉神经痛鉴别。三叉神经痛常见于 50 岁以上患者，是三叉神经第 2、3 支分布范围内短暂的、剧烈疼痛，每次疼痛仅持续数秒钟，其特征是面部存在"扳机点"，刺激该处可引起剧烈疼痛。三叉神经痛患者不愿触摸面部，而丛集性头痛患者却宁愿按压面部以缓解疼痛。

再次，要与其他的三叉神经自主神经痛——主要是阵发性偏侧头痛和伴有结膜充血及流泪的单侧短暂持续性神经痛样头痛（SUNCT）——相鉴别。二者发作的疼痛特点、伴随症状和体征与丛集性头痛相似，但是持续时间和发作频率不同。阵发性偏侧头痛常见于女性，一般持续 2～30 分钟，超过一半时间的发作频率＞5 次／日，吲哚美辛治疗有效；SUNCT 一般持续 5～240 秒，发作频率为 3～200 次／日。

最后，要与其他常见的原发性头痛如紧张型头痛、丛集性头痛相鉴别。鉴别要点见表4-4。

五、治疗

丛集性头痛的治疗分为急性发作期治疗和预防性治疗，后者又分为药物治疗及神经阻滞和手术治疗。

（一）急性发作期的治疗

丛集性头痛急性发作起病突然，持续时间短暂，因此须给予迅速起效的药物治疗，常用药物有曲普坦类、麦角胺类药物，国内尚无这些快速起效的药物。另外，氧疗可显著收缩脑血管和减少丛集性头痛发作期降钙素基因相关肽（CGRP）的释放，对 60%～70% 的患者有效。还有报道利多卡因局部滴鼻对丛集性头痛有效，其作用机制完全是依靠其局部麻醉作用，它通过与鼻腔黏膜以及蝶腭神经节中的痛觉环路相互作用，从而抑制三叉神经系统的传入活动。

1. 曲普坦类药物　曲普坦类药物中，最有效的是舒马普坦皮下注射剂，其次为舒马普坦鼻喷剂、佐米格鼻喷剂和口服佐米格，舒马普坦片剂无效。

皮下注射舒马普坦 6mg，一般在 5 分钟内开始起效，15 分钟内头痛缓解，耐受性好。

鼻腔喷雾舒马普坦 20mg 或佐米格 5mg 治疗，缓解头痛的效果虽不如皮下注射舒马普坦好，但是易携带，使用方便，也是重要的药物。

对发作性丛集性头痛患者，口服佐米格（10mg 和 5mg）30 分钟后，头痛缓解，易于耐受；而对慢性丛集性头痛无效。

2. 麦角胺类药物　在美国，双氢麦角碱（DHE）静脉注射，在 10 分钟内迅速缓解疼痛，而肌内注射和鼻腔给药起效较慢。

3. 氧疗　在头痛开始时可通过面罩吸氧治疗，推荐的氧流量是 7L／min，共 10 分钟。大约 5 分钟后效果显著。某些患者吸氧虽不能完全终止其头痛发作，但可推迟下次发作时间。

4. 表面局部麻醉　推荐用4%利多卡因滴鼻。让患者仰卧，头后仰与地面成角30°，并转向头痛侧。可以使用一个药物点滴器，4%利多卡因1ml滴鼻，15分钟后可重复一次。也可试用利多卡因鼻腔喷雾或局部注射。

（二）预防性药物治疗

发作性丛集性头痛的丛集期和慢性丛集性头痛均需预防性药物治疗。最有效的药物包括麦角胺、维拉帕米、碳酸锂、皮质激素、美西麦角和丙戊酸盐，国内尚无美西麦角。

预防性药物治疗的原则是，在丛集期的早期开始坚持每日用药，直至头痛消失后至少2周，逐渐减量到治疗结束，在下一个丛集期再重新给药。期间出现头痛发作可终止发作治疗。

1. 糖皮质激素　糖皮质激素对发作性丛集性头痛和慢性丛集性头痛均有效。泼尼松用法：泼尼松（60mg）早晨顿服，连用3天，接着每隔3天减10mg，18天后减完。一般而言，如果激素有效，通常是在用药第3天才见效。由于激素有体重增加、水潴留、胃部刺激症状、高血糖或股骨头坏死等不良反应，应该短期使用，同时补钾、补钙、制酸治疗，并尽可能避免重复使用。

当激素递减或停用时，头痛可能会再次出现，建议给泼尼松时，同时给予预防性口服麦角胺或维拉帕米，当强的松的效果减退后，后者则逐渐起效。

2. 维拉帕米　维拉帕米对发作性丛集性头痛和慢性丛集性头痛亦都有效，常规剂量为120~480mg/d，分次口服，对慢性丛集性头痛，最大剂量可达1 200mg/d。常见的不良反应是便秘、水潴留和低血压。在用此药之前，建议行心电图检查以排除心脏传导阻滞。

3. 碳酸锂　碳酸锂常用于慢性丛集性头痛的预防性治疗，对发作性丛集性头痛亦有效。常用剂量是600~900mg/d，分次给予，有效血药浓度是0.4~0.8mEq/L，若有效，则患者将在第1周即感觉头痛显著缓解，慢性丛集性头痛患者似乎更加敏感，但仅在数月内有效。锂盐有效的治疗中，大约20%的慢性丛集性头痛会转变为发作性丛集性头痛，有时需与麦角胺或维拉帕米联用。锂盐不能预防酒精诱导性丛集性头痛。

第1周及以后定期复查锂盐浓度，如果达到中毒剂量，可出现神经毒性作用，如震颤、嗜睡、言语含糊、视物模糊、意识障碍、眼震、共济失调、锥体外系体征和癫痫。应该避免同时使用排钠利尿剂，以防止锂浓度升高而出现上述反应。其他不良反应有多核白细胞升高、甲状腺功能低下以及肾脏并发症，注意定期排查。

4. 丙戊酸钠　有报道丙戊酸钠600~2 000mg/d，分次口服，可以减少丛集性头痛的发作频率，其血药浓度必须保持在50~100μg/ml，须定期复查血药浓度和肝转氨酶。有肝病的患者禁用。

5. 托吡酯　托吡酯可能有效，有报道平均剂量为100mg（25~200mg）/d的托吡酯可有效减轻或终止发作性或慢性丛集性头痛。可从每次25mg、1次/日开始，根据疗效每3~7天增加25mg或50mg，最高可达200mg。

6. 预防性治疗选药原则　一般而言，发作性丛集性头痛首选麦角胺1mg，2次/日，其次为维拉帕米120~480mg/d。对顽固的丛集性头痛，推荐联用麦角胺和维拉帕米；也可单用美西麦角2mg，3~4次/日，尤其适于年轻患者。糖皮质激素可短期使用，同时联用麦角胺或维拉帕米。

对慢性丛集性头痛，首选维拉帕米、锂盐联用。对顽固的慢性丛集性头痛，可选择麦角胺或美西麦角与维拉帕米及锂盐三联药物。最后可选丙戊酸盐。

（三）预防性神经阻滞和手术治疗

1. 神经阻滞与封闭　据报道，枕神经封闭，即在头痛同侧枕大神经处注射含有利多卡因的甲泼尼龙120mg能使头痛缓解5～73天，这是使患者头痛短时间内得到缓解的理想疗法。枕神经封闭治疗丛集性头痛的机制，可能与其减少C2和三叉神经脊髓束及三叉神经核传入三叉神经血管系统的冲动有关。蝶腭神经节阻滞用可卡因或利多卡因，阻滞蝶腭神经节能使丛集性头痛发作暂时缓解数天，但是复发率很高。

2. 慢性顽固性丛集性头痛的手术治疗　慢性丛集性头痛手术治疗的适应证：①对所有药物无效；②严格单侧出现；③稳定的心理和人格状态，极低的成瘾倾向。射频三叉神经根切断术的方法为在立体定向下利用热能损毁三叉神经的痛觉纤维，大约70%～75%的患者有效，头痛仍会复发。该手术术后并发症较多，但多较轻，常在术后出现，主要包括：短暂复视、三叉神经分布区刺痛、病损侧咀嚼费力及下颌偏斜，这些并发症通常是暂时性的，可完全恢复；比较麻烦的并发症是麻醉性感觉缺失，但发生率极低；射频毁损后可引起角膜痛觉障碍，因此必须让患者术后注意角膜护理，若出现角膜感染而不治疗，容易导致角膜浑浊。

（梁巍平）

第五章 血管性疼痛疾病

第一节 血栓闭塞性脉管炎

血栓闭塞性脉管炎（thromboangiitis obliterans，TAO）是一种累及血管的非化脓性炎症和血栓闭塞性病变，主要侵犯四肢中小动静脉，以下肢为主，呈周期性、节段性改变。全国各地均有发病，而以北方较南方多见。据估计，我国现有 TAO 患者 25 万～30 万。绝大多数为男性，女性少见，常发生于青壮年。

一、临床特点

1. 疼痛　疼痛是最突出的症状，常是患者就诊的主要原因，同时也是后期患者最难以忍受的痛苦。发病早期患肢发凉、麻木或足底紧感。当患者行走一定距离后，小腿或足部肌肉发生胀痛或抽痛，从而被迫止步，休息片刻后疼痛缓解，再走一段距离，症状又继而复现，称为间歇性跛行。随着病情的发展，无痛性行走的距离逐渐缩短。当肢体缺血进一步进展至处于休息状态时仍感疼痛则称为静息痛。在安静的深夜，此种疼痛更为难熬，患者常抱足而坐，企图借重力的影响来增加肢体的供血量。患者常呻吟不止，彻夜难眠。情绪刺激和寒冷均可影响血管的舒缩反应，常可加剧疼痛。当缺血肢体并发溃疡而继发感染后，更将加重疼痛的程度。

2. 发凉和感觉异常　患肢发凉、怕冷，对外界寒冷十分敏感，为血栓闭塞性脉管炎常见症状，随着病情的发展，发凉程度也随之加重。患肢（指、趾）可出现胖胀感、针刺感、奇痒、麻木、灼热等异常感觉。

3. 营养障碍　肢体缺血可引起不同程度的营养障碍，包括皮肤干燥、脱屑、皲裂、汗毛脱落、趾甲增厚、变形、停止生长、肌肉松弛或萎缩。手指缺血可使指尖瘦削呈"削竹"状改变。

4. 游走性血栓性静脉炎　约 50% 的患者早期或整个病程中可反复出现游走性血栓性静脉炎，多位于足背或小腿的浅静脉，一段或数段浅静脉可同时受累，长数厘米乃至数十厘米，表现为发红、疼痛的硬结或呈索条状。一次发作持续时间为 1～3 周，消退后往往残留色素沉着痕迹。

5. 动脉搏动减弱或消失　足背动脉、胫后动脉或尺动脉、桡动脉搏动常减弱或不能扪及。

6. 皮色改变　在病变早期，缺血的趾（指）皮色可呈苍白色，后期可出现皮色发绀。对于晚期的患者足趾常呈暗紫红色，皮薄发亮。有时患者在坐位时足部皮色无明显异常，但让患者平卧并抬高下肢后常可见足趾趾腹部、前足部或整个足底皮色苍白，平放后苍白的部位皮色转红的时间常标志着缺血的程度，超过 1min 不能返红即为较严重的缺血，若超过

2min 不能返红常提示严重缺血将要发生坏疽。

7. 坏疽和溃疡 为肢体缺血的严重后果,可自行溃破,也可因局部加温、药物刺激、拔甲或损伤等原因诱发。缺血性自发坏疽和溃疡常位于趾端,或起于甲旁、趾间,坏疽多为干性,以后继发感染而呈湿性。根据坏疽和溃疡的部位可分3级。Ⅰ级坏疽:溃疡只位于趾(指)部。Ⅱ级坏疽:溃疡延及跖趾(掌指)关节或跖掌部。Ⅲ级坏疽:溃疡延及全足背(掌背)或跟踝(腕)关节以上。当患肢有严重坏疽,继发感染时,可出现全身中毒反应,包括体温升高、脉率增速等。

二、辅助检查

1. 多普勒超声血流体积描记仪(PVG)或光电体积描记仪(PPG)测定 以多普勒探头代替听诊器听取动脉讯号,测出节段性动脉压力和踝/肱压力比值(正常时>1)或以描记仪显示动脉波形,对了解患肢各平面供血状况的帮助甚大。

2. 皮肤测温仪、氧张力测定仪和热像图 可间接反映组织供血情况。

3. 血液流变学测定 以了解血液黏度和血小板聚集性能,有助于指导治疗。

4. 动脉造影 可明确阻塞部位、范围、流出道和侧支循环情况。阻塞近侧管腔常光滑平直,而阻塞部则表现为逐渐变细或截然中止,阻塞周围常有多量侧支。病变常发生在小腿部位动脉的3个分支上,呈联合性或单支性狭窄或阻塞性病变,有时腘、股动脉也有类似病变。如注意拍摄延期片并观察流出道情况,常可使动脉架桥的机会有所提高。但血管造影是有损伤性检查,除了要求一定的条件外,还可能损伤血管加重缺血,故不应作为常规检查,只有准备手术治疗时才行此项检查。

三、临床诊断

1. 诊断要点 血栓闭塞性脉管炎早期诊断并不困难,只要认识到本病,大部分患者仅需通过询问病史及体检就可作出明确的诊断,并不一定需要借助辅助检查。在诊断时注意以下几点:①绝大多数为男性青壮年吸烟者。②初发时多为单侧下肢,以后常累及对侧下肢,严重时上肢也可受累。③慢性肢体缺血表现为肢端凉,足背和(或)胫后动脉[桡动脉和(或)尺动脉]搏动明显减弱或消失。④伴有游走性静脉炎。⑤Buerger 试验阳性:抬高患肢1min内肢端苍白,下垂后肢端皮肤发红,静脉充盈时间在15s以上。⑥病情可呈周期性发作和稳定反复交替,总的病情则日渐进展。常伴有血液流变学异常。⑦排除其他血管痉挛或阻塞性疾病,如雷诺综合征、动脉硬化、大动脉炎、结节性动脉周围炎、动脉压迫综合征和胸廓出口综合征等。

2. 临床分期 血栓闭塞性脉管炎的起病隐匿,病程进展缓慢,呈周期性发作,往往需要经过数年(一般4~5年)才趋严重,病程演变可分为3期。

(1)局部缺血期:又称为缺血代偿期,患肢麻木、发凉、怕冷、酸胀、沉重、轻度间歇性跛行,要走上0.5~1km后才有症状,休息后缓解,检查患肢皮肤温度稍低,色泽较苍白,足背动脉、胫后动脉搏动减弱或一支消失,50%的患者下肢反复出现游走性血栓性静脉炎。在这一阶段动脉常未完全闭塞。

(2)营养障碍期:此期患肢除发凉、怯冷、麻木酸胀、困沉加重外,疼痛转为持续性静息痛,夜间更剧烈,促使患者屈膝抱足而坐、检查患肢皮肤温度显著下降,皮肤更苍白,或出现发绀、潮红、皮肤干燥、无汗，趾甲增厚变形，汗毛脱落稀少，小腿肌肉萎缩，足背、胫后动脉搏动消失，甚至股动脉搏动明显减弱或消失。

（3）坏死期：除以上症状加重外，由于严重缺血，供给局部的营养不足以维持静息时组织的代谢需要，患肢趾（指）端发黑、干瘪、溃疡，持续性剧痛，可使患者屈膝抚足而坐，或借助下垂肢体以减轻疼痛，这种体位可使患肢出现肿胀，患者日渐体力不支，消瘦，贫血。广泛坏死伴严重感染者，可使干性坏疽变为湿性坏疽，除疼痛加重外，还出现高热、烦躁等全身中毒症状。

从以上分期中可以看出，第一期动脉仅受病变侵袭，但未闭塞，引起肢体缺血的原因功能性因素（如血管痉挛）大于器质性因素；第二期动脉已处于闭塞状态，肢体依靠侧支循环而勉强保持存活，消除交感神经作用后，仍能促使侧支进一步扩张，提供稍多的血量，所以在这一时期，以器质性变化为主，还掺杂着一些功能性因素；第三期动脉完全闭塞，影响到侧支循环所能发挥的一切代偿功能都不能保全趾（指）存活，提供的血液供应只能使坏疽与健康组织分界平面的近端组织保持存活。

四、鉴别诊断

以前曾出现过脱疽就是脉管炎、脉管炎就是脱疽的倾向，这种情况目前依然存在。慢性动脉闭塞疾病约20多种，尽管缺血的临床表现和改善循环的方法有相同之处，但由于病因不同，病机各异，病变独特，所以又有不同的治疗手段，否则就难以获得满意的疗效。故即使是同类疾病也应注意鉴别诊断。

所有肢体慢性动脉闭塞性疾病，都有典型的缺血表现，即肢体畏寒怕冷、皮温低、皮肤苍白或发绀，动脉搏动消失，跛行，缺血性溃疡坏疽和剧烈疼痛及肢体的营养障碍，这是此类疾病诊断及与非动脉闭塞性疾病鉴别的主要依据，因而在鉴别诊断时，主要提出上述缺血表现以外的诊断条件。

1. 闭塞性动脉硬化症　二者均为慢性闭塞性动脉病，症状体征和病程发展相似，但ASO有以下特点：①男女均可发病，年龄多在45岁以上。②身体其他部位的动脉硬化表现如冠状动脉、肾动脉、眼底动脉、颞浅动脉等。常并发高血压、冠心病。③在大血管部位可闻及血流杂音，如颈部和腹部，但无游走性、血栓性浅静脉炎的表现。④病变位于下肢较大动脉，多数是髂、股动脉。⑤血液检查显示血胆固醇、三酰甘油浓度升高。⑥X线检查显示动脉有钙化斑点，动脉造影显示管腔有不规则缺损，如虫蚀样、阻塞远段动脉可经侧支而显影，呈显著扭曲现象。

2. 大动脉炎　主要侵犯主动脉及其主要分支动脉，临床上常见的为头臂型、腹主动脉型及多发型。多发于青少年，女性多于男性。头臂型者出现头面及上肢的缺血，两侧上肢血压数值相差在10~15mmHg以上（一侧有病）或血压测不到，脉搏减弱或消失。常伴体位性眩晕，有时不能直立，更严重者在卧位时还要采用头低脚高位。常有明显的视力减退甚至双目失明。在颈部常可听到血管杂音。腹主动脉型表现为下肢缺血，在腹部可闻及吹风样血管杂音并可伴有高血压，有时可出现慢性肠缺血的表现，如腹痛不适、消化吸收不良等，进食后腹部不适加重，患者常因恐食而致营养不良。动脉造影显示主要动脉主要分支开口处狭窄或阻塞。发生末梢组织缺血性坏疽者很少。

3. 糖尿病性坏疽　此病逐年增多，其病因主要是在缺血的基础上并发感染。当肢体出现坏疽时，都应考虑糖尿病的可能。有糖尿病病史，多伴有末梢神经感觉障碍，晚期常出现缺血性坏疽和不易控制的感染，严重者并发心肝肾、脑血管和视网膜病变。

4. 肢体动脉栓塞　常发生在有各种心脏病、动脉硬化或糖尿病患者，可发生于任何年龄，但50岁以上者居多。其特点是突然发生肢体疼痛，皮色和温度改变，感觉和运动障碍，动脉搏动减弱或消失。

5. 雷诺综合征　本病多见于女性，常是进行性系统性组织硬化症的早期表现。双手（足很少见）在寒冷和精神紧张时手指皮色苍白，保暖后出现发绀，以后转为潮红并逐渐恢复正常，尺、桡、足背动脉搏动正常，由于指动脉反复痉挛，会出现肢端营养不良和溃烂，但多属表浅或点状。

此外，其他一些如真红细胞增多症、真血小板增多症、各种血管炎以及一些根性神经压迫疾病（如椎间盘脱出、椎管狭窄、骨质增生等），均可引起跛行，畏寒、肌肉萎缩和感觉异常，这些与TAO有相似之处，需鉴别。

五、治疗

目前血栓闭塞性脉管炎病因病理尚未完全明了，现还缺乏可靠的治疗手段，必须根据疾病的不同阶段采取综合的治疗方法。

1. 一般疗法

（1）戒烟最重要，并需预防寒冷、潮湿刺激，在冬季患肢尤需适当保暖，但不宜采用热敷或热疗，勿穿过紧的鞋袜。

（2）Buerger运动：患者平卧，抬高患肢45°，维持1～2min。然后两足下垂至床旁2～5min，同时活动两足和足趾10次，再将患肢放平休息。如此反复5次，每日做此运动数次。旨在促进侧支循环。

2. 常用西药

（1）α受体阻滞药：如妥拉唑啉，口服25mg，每日3次；肌内注射25mg，每日1～2次。酚妥拉明，口服25mg，每日3～4次，肌内注射或静注，每日1～2次。酚苄明，口服10mg，每日2～3次。

（2）β受体兴奋药：如布酚宁，口服10mg，每日2～3次；巴美生，口服25～50mg，每日3～4次。

（3）直接作用于小动脉的药物：如烟酸（口服50～100mg，每日3～4次）；罂粟碱（口服或皮下注射30～60mg，每日3～4次，后者有成瘾性，不宜长期使用）；环扁桃酯（口服100～200mg，每日4次）；己酮可可碱，口服200～600mg，每日3次。

（4）5-羟色胺受体阻滞药：目前应用的只有盐酸沙格雷酯，每次100mg，每日2～3次，1个月为1个疗程。对改善循环、缓解肢体缺血性疼痛有较好效果。

（5）改善微循环药物：如低分子右旋糖酐，分子量（20～40）×10^3，静滴500ml，每日1～2次。

（6）抗血小板疗法：如肠溶阿司匹林（口服0.3g，每日3次，2d后减为每日0.3g或更小剂量）和双嘧达莫（口服25mg，每日3次）及噻氯匹定。

（7）改变红细胞形状的药物，如己酮可可碱。

（8）去纤药物：如巴曲酶。

（9）5–羟色胺血管受体 S_2 选择性抑制药萘呋胺。

（10）前列腺素 E_1。

（11）前列环素类似物：伊洛前列素。

3. 针刺疗法　旨在调节神经血管功能，缓解肢体血管痉挛，促进侧支循环形成，以改善局部血运。

4. 高压氧疗法　旨在提高氧分压，增加血氧弥散，提高组织氧储备，从而有助于改善组织缺氧。

5. 局部处理　血栓闭塞性脉管炎后期多形成肢端坏疽，早期因缺血合并感染引起湿性坏疽，且感染不易控制；感染控制后，坏死局限变成干性坏疽。坏疽是临床治疗上的难题，常久治不愈，给患者身心造成严重折磨。对坏疽的处理，首先需要极大的耐心，其次是正确的局部外科处理。

局部外科处理的正确与否在很大程度上影响着治疗效果，不正确的处理甚至可能带来灾难性的后果。临床上根据本病发展的两个不同阶段，制定了"控制感染，促湿转干，分离坏死，促使愈合"的局部外科处理原则，临床视具体情况灵活运用。

（1）控制感染，由湿转干：对于湿性坏疽根据创面情况或细菌培养及药敏试验选用敏感的抗生素，足量足疗程应用。局部可用抗菌药物浸泡或湿敷。

（2）分离坏死，促使愈合：感染没有得到很好控制时对坏死组织不能彻底清除，以免感染扩散。待感染控制、坏疽由湿性变成干性、坏死界限清楚时，可采用"鲸吞"或"蚕食"的方法清除坏死组织。

所谓蚕食，就是对坏死组织分次清除，可用红升丹等外用，使创面分泌物再增多，祛腐生肌，煨脓长肉。对较小的死骨可在换药时清除。对于表浅的干性坏疽，可用硝酸银溶液密封、避光、湿敷，可促使坏死组织脱落，肉芽组织生长。所谓鲸吞，即在麻醉下将坏死组织一次性彻底清除。死骨应咬短至伤面内 2cm 左右，要去掉长管骨中间的密质骨，保留骨端的松质骨。对于限于肢端的一级坏疽，可施行趾（指）切除缝合术。此手术创伤小，可明显缩短疗程，易被患者接受。但对于手指的坏疽，要慎重考虑，尽可能保留长度。对于感染控制后，坏死组织脱落形成的大溃疡伤面，存争取长出新鲜肉芽组织后可采用邮票式点状植皮，以尽快消灭创面。

6. 手术疗法　对血栓闭塞性脉管炎患者手术治疗有无法替代的作用，有 1/3 的患者适合手术治疗，因此要严格掌握手术适应证。若间歇性跛行已影响患者日常生活或工作时，以及Ⅱ期或Ⅲ期患者，经药物治疗效果不佳者，如欲得到更佳的疗效，则须行动脉造影以明确近侧动脉的阻塞部位，流出道情况，选择合适的手术方式。

（1）动脉旁路移植术：当阻塞动脉位于腹主动脉分叉、髂总动脉、髂外动脉、股动脉或腘动脉；而远侧又有流出道，胫前、胫后、腓动脉或踝部动脉患者的患肢缺血程度已达明显影响生活或工作质量的程度，可行动脉旁路移植术。手术方法自主–股动脉直至股–足背动脉旁路移植，酌情而定。临床较常用的移植材料是自体大隐静脉，采用原位移植或倒置移植，近来多主张采用大隐静脉原位移植，操作较简便，疗效较好，手术的关键是有效破坏静脉瓣膜。

（2）血栓内膜切除术：适于局限性腹主动脉、髂动脉、股动脉、腘动脉阻塞者。此术式在闭塞性动脉硬化症患者中较为适用，血栓闭塞性脉管炎患者适合做此术者甚少。

（3）大网膜移植术：适应证为重度肢体缺血，又不能做血管重建的病例。目的是缓解静息痛和治疗肢端溃疡，而决不能用于间歇性跛行病例。

手术方式分为两种：带蒂移植或游离移植。①带蒂移植一般酌情保留胃网膜左或右动静脉，以其为血管蒂进行裁剪，使大网膜成为能延伸到足部的网膜管，在下肢内做多个小切口经浅筋膜下轻柔地将其引向肢端，此法不必重建血管，但裁剪网膜至如此长度有时颇为困难。②游离大网膜移植术一般以胃网膜右动脉为中心裁剪大网膜，然后分离股动脉（腘动脉闭塞时）或腘动脉，以后者为好。然后切断胃网膜左动静脉，一般在手术显微镜下完成网膜动脉与股动脉或腘动脉的端侧吻合和网膜静脉与大隐静脉的端侧或对端吻合。此时所有网膜动脉应有良好的搏动，然后将网膜管如前法铺植在患肢浅筋膜下直至足部。大网膜富有血液循环，有良好的生物活性作用，具有正常的动静脉压力，当被置于严重缺血肢体的皮下时，通过组织渗透作用，使与之接触的缺氧组织的营养得到了改善，故在移植成功病例，术后静息痛常即时消失。随着植入时间的延长，网膜与邻近组织间建立了侧支循环，因而对 Ⅱ 期或 Ⅲ 期不能行血管重建的 TAO 病例可行游离移植。

（4）腰交感神经节切除术：腰交感神经节切除后能缓解肢体血管张力，促进侧支循环的建立，从而改善患肢血供，但主要改善皮肤血液循环，而对下肢肌群的血液循环改善较少。此术对高位动脉阻塞者效果差，不宜应用，正如前述对高位阻塞应尽量争取做动脉重建术。此术式近期疗效较好，虽由于血管病变的发展及体液调节等因素，远期疗效常亦有限，但却不失为一项可取的术式。

（5）联合交感神经节切除和同侧肾上腺大部切除术：国内有的学者提倡此法，但争议很大，目前已罕有采用者。

（6）静脉动脉化术：适应证为 TAO Ⅱ 期和 Ⅲ 期缺血的患者。高位病变和 Ⅰ 期患者不适于此术式。此术式只适用于膝下及远侧动脉不可重建性 Ⅱ 期以上的患者。现在认为低位静脉动脉化手术对合适的患者疗效较可靠。

（7）截肢术：当肢体严重溃烂、坏疽保留无望时采用。临床上时常遇到患者肢体坏死并不很严重，尚有保住的希望，但由于经济原因患者不能坚持长期的治疗或难以避免反复发作的痛苦，截肢是基于现实的无奈的选择。手术原则是在切口有可能一期愈合的前提下尽量保留肢体更多的功能，以期将残疾程度降至最小。

（梁巍平）

第二节 红斑性肢痛症

红斑性肢痛症是一种阵发性血管扩张性疾病。特征是肢体远端血管扩张，皮肤温度增高，皮肤潮红、发热及烧灼痛。多发生于下肢及足部，因而又称为肢端红痛症。

一、病因

本病分原发性和继发性两型。原发性红斑性肢痛症（占 60%）的病因仍不清楚，可能原因有：①中枢神经及自主神经功能紊乱所致的末梢血管运动功能失调和血流增加；②皮肤毛细血管对温度反应过度，且缺乏血管正常收缩的对抗机制；③周围循环中血清素增高或皮肤对温热刺激过敏；④亦有学者认为可能与家族因素及某些有害因子（慢性炎症、紫外线照射等）有关。因此该病属血管功能性扩张性疾病。

继发性红斑性肢痛症（占40%）可伴发神经系统或血管系统的器质性疾病，如真性红细胞增多症、血小板增多症、周围神经炎、骨髓炎、多发性硬化症、系统性红斑狼疮、高血压等。此外，亦可由甲状腺功能亢进症、糖尿病、类风湿关节炎及中毒性疾病引起。其机制可能是温热刺激神经末梢，激活了5－羟色胺所致。

二、临床表现

本病的主要临床表现为肢体远端尤其是双下肢及双足对称性、阵发性发红及灼热感、皮温增高、剧烈疼痛，夜间发作时疼痛尤甚，可伴有局部轻微水肿、多汗、感觉过敏、肢端出现红斑等。温热刺激、肢体下垂及运动时可诱发本病发作和加重症状；将患肢暴露于冷处或抬高后可缓解症状。诱发本病发作的临界皮肤温度为 32～36℃，每次发作持续时间数分至数小时不等。发作时足背动脉和胫后动脉搏动增强，间歇期肢体可有轻度麻木和疼痛，但无营养障碍性改变。

三、诊断

根据肢端阵发性皮肤发红，皮温增高、烧灼性剧痛，温热刺激诱发和加重症状，暴露于冷处可缓解症状等临床特点，可明确诊断，但应注意原发型和继发型的鉴别诊断。对于继发型患者应注意查明原因，以便尽早进行病因治疗。

四、治疗

诊断一旦确立，应尽快查明有无伴发性疾病并加以治疗，同时可采用以下措施进行治疗。

1. 一般治疗

（1）注意营养，避免过暖、足部受热、久站、行走过多、下肢下垂等，以防发作。

（2）发作时患者应注意休息，并将患肢抬高，置患足于冷处，或用冰袋、冷湿敷。冷水或微温水浸泡双足等方法冷却皮肤，以缓解症状。

（3）温热脱敏疗法：将患肢浸入临界温度以下的水中并逐渐升温，直至出现轻度不适，每天1次，逐步提高水温，直至患肢适应到临界温度以上不再发作为止。

2. 药物治疗

（1）镇痛药：可口服索米痛，每次 0.5mg，每天 3 次；或口服阿司匹林，每次 50～100mg，每天 3 次。严重者可口服可待因，每次 30mg，但连续用药的时间不宜太长，一般不应超过 3d，以免成瘾。

（2）血管收缩药：可口服麻黄碱每次 25mg，每天 3 次；马来酸甲基麦角胺 1～4mg 口服，每天 3 次。

（3）其他药物：①血管扩张药物，可选用普萘洛尔、硝酸甘油等；②大剂量的氯丙嗪加利血平；③皮质类固醇激素的大剂量、短期冲击治疗。

3. 神经阻滞治疗　上肢受累者可采用星状神经节阻滞、臂丛神经阻滞或高位硬膜外阻滞治疗；下肢受累者行腰交感神经节阻滞、腰骶部硬膜外阻滞以及胫后神经、腓神经、腓肠神经阻滞。常用药物为 1% 利多卡因或 0.25% 布比卡因，必要时可加麻醉性镇痛药和 B 族维生素等，如吗啡、哌替啶、芬太尼、维生素 B_1 及维生素 B_{12} 等。下肢患者经可逆性阻滞无效的，亦采用乙醇阻滞坐骨神经分支，能使足部皮肤麻木半年左右。

4. 中医中药治疗　中医学文献《石室密录》中将该病称为"脚板红"、"手足痛"。辨证论治将该病分为血热、湿热和血瘀 3 型。血热型治宜清热凉血、化瘀止痛，方用犀角地黄汤加玄参、当归、丹参、蜈蚣、没药、乳香；湿热型治宜清热利湿、化瘀通络，药用四妙丸为主，外用如意金黄散；血瘀型治宜行气活血、化瘀通络，药用归尾、赤芍、郁金各15g，生地黄、路路通各12g，红花、上鳖甲、王不留行各9g，桃仁6g。此外，可采用龙胆泻肝汤、当归四逆汤加减、苡防除湿汤加味等，还可应用温针、刺血、电针、快针及耳针治疗。

5. 手术治疗　经非手术治疗效果不满意且反复发作、多年不愈的重症患者，可行腰交感神经、胫后神经、腓神经或腓肠神经切断术。

（于金花）

第六章　神经病理性疼痛疾病

第一节　三叉神经痛及舌咽神经痛

一、三叉神经痛

三叉神经痛在病因上通常可分为原发性和继发性两种。原发性三叉神经痛病因尚不明确。继发性又称症状性，是指由三叉神经本身或邻近组织的病变而引起疼痛的发生，同时伴有神经系统体征，其病因多种多样，有血管性病变、肿瘤性病变、颅骨的畸形以及多发性硬化等。而原发性三叉神经痛在临床上更为常见，通常听说的三叉神经痛即指原发性三叉神经痛。

原发性三叉神经痛是一种临床上常见的、顽固的、异常痛苦的疼痛性疾病。有些患者反复发作数十年不得治愈。本病的主要特点是在三叉神经分布区内出现阵发性剧痛，患者往往难以忍受，严重影响生活和工作。本病诊断较容易，但治疗棘手，是多学科临床研究的热点问题之一。

（一）有关解剖

头面部的疼痛传导通路由以下几个环节构成：①第一级神经元，位于半月神经节，周围突随三叉神经分支分布于头面部皮肤及眼口鼻腔黏膜，中枢突上传入脑桥的第二级神经元；②第二级神经元，位于三叉神经脊束核（司痛、温觉），经丘系交叉到对侧脑桥被盖腹侧，传入第三级神经元，形成三叉丘系；③第三级神经元，位于丘脑腹后内侧核，经内囊后肢沿丘脑中央辐射到达中央后回下部的感觉中枢。

三叉神经自半月神经节发出，三大分支分别为眼神经、上颌神经和下颌神经。

眼神经是最小的一个分支，属于感觉神经。从半月神经节前上内侧分出，向前穿经海绵窦外侧壁，经眶上裂入眶，入眶前分为额神经、泪腺神经和鼻睫神经。眼神经还有与动眼神经、滑车神经和展神经等感觉纤维的交通支。额神经入眶后前行经上睑提肌和骨膜间分为眶上神经和滑车上神经。分布于额部、上眼睑头皮前部的皮肤，眶上神经纤维末梢可延伸至颅顶部。眼神经最内侧的分支是鼻睫神经，出眶后发出睫长神经、滑车下神经，终支是筛前神经。睫长神经自鼻睫神经发出，从视神经的内、外侧入眼球，包含鼻孔开大肌的交感纤维、虹膜的感觉纤维。筛前神经穿过筛前孔到颅窝，分布于硬脑膜后穿筛板入鼻腔。

上颌神经由半月神经节前部经圆孔出颅，入翼腭窝，穿眶下裂入眶，终支为眶下神经。上颌神经在翼腭窝内发出数支神经分支，有翼腭神经、颧神经、眶下神经和牙槽神经后支。与颜面部疼痛相关的上颌神经分支有：①下睑支（分布于下睑的皮肤及黏膜）；②鼻外支（分布于鼻外侧皮肤）；③鼻内支（分布于前庭皮肤）；④上唇支（分布于上唇及附近颊部皮肤和黏膜）。上颌神经最大的终支为眶下神经。

下颌神经后股主要是感觉神经纤维，包括属于感觉的舌神经、耳颞神经和只含一小束运动纤维的下牙槽神经。舌神经走终支分布于舌黏膜深层，支配舌体的前2/3黏膜感觉。下行时与面神经的鼓索神经分支相交通。下牙槽神经为下颌神经后股最大的一支，在下颌骨的内侧面进入下颌骨管，向前分出分支到犬牙、切牙、下磨牙和前磨牙。在出颏孔前分为两支：一支为颏神经出颏孔，另一支仍在下颌管中前行，称为切牙支，形成下牙丛和较小的下唇支，支配下唇部的感觉。颏神经末梢分布于下唇及相应的口角至中线的牙龈。耳颞神经分出耳支和颞支，分布于颞区和头皮的外侧皮肤，走行中也发出小分支到下颌关节、外耳道、鼓膜、耳屏、耳郭上部和颞下颌关节、腮腺以及顶部的皮肤。此外还有分支支配汗腺分泌、小血管运动和腮腺分泌功能。

（二）发病机制

原发性三叉神经痛病因尚不明确，关于其发病机制存在以下几种假说。

1. 血管压迫假说 三叉神经的中枢轴突受血管压迫，特别是神经根入脑桥处受压迫被推断为大多数三叉神经痛患者可能的病因。神经脱髓鞘可能改变了三叉神经的电活动。血管压迫合并神经脱髓鞘或神经损伤几乎见于所有需手术的患者。当血管（大多数是动脉，偶尔是静脉）由神经处分离或去除微血管压迫，患者的阵发性疼痛几乎立即消失。磁共振成像研究术前血管神经关系，显示需外科手术患者血管和三叉神经有接触的比例很高。同时研究显示无症状的对照组中有6%～32%的神经血管有接触。

2. 结构损伤假说 结构损伤导致的病理过程涉及疼痛时的功能、生化、形态水平变化。研究神经痛涉及鞘磷脂和免疫细胞，其病理生理作用是直接通过神经信号起作用或通过炎症介质或生长因子间接起作用。但是，对于三叉神经痛来讲，其在神经元和非神经细胞的病理生理改变还未完全阐明。

3. 三叉神经节病变假说 最近由Rappaport和Devor提出的三叉神经节病变假说包括癫痫活动、回路环、神经元间联系以及中枢联系的改变等，几乎能用以阐述三叉神经痛所有的临床特性。他们假设血管压迫产生三叉神经根损坏，导致一小部分三叉神经节神经元过度兴奋，以此作为燃烧点，引起更多的神经节受累。

4. 受体异常假说 松扎大鼠下牙槽神经模型造成慢性窄缩性神经损伤，会导致大鼠一系列行为异常，表现为其三叉神经感觉异常或感觉迟钝和机械性痛觉过敏。这种痛觉过敏持续至术后60d。该疼痛模型已被广泛用于三叉神经痛的研究。

在上述模型上，巴氯芬对机械刺激引起的过度反应有对抗作用，能部分减轻痛觉过敏，但其剂量已超过其能避免运动协调障碍的剂量。巴氯芬抗痛觉过敏的作用能被CGP35348完全拮抗，故其完全是通过GABAB受体起作用的。

实验证据表明激动 α_2 肾上腺受体能使三叉神经节神经无超极化，产生抑制性作用。另外，证实 α_2 肾上腺受体的mRNA信号在单一三叉神经节的神经元细胞内表达。在没有神经损伤的情况下，无论是在三叉神经元细胞胞体或是初级传入终末，激动 α_2 肾上腺受体在三叉神经系统会对伤害性传递有抑制作用。

有研究报道显示，腹腔内急性注射 $5-HT_{1A}$ 受体的激动剂F13640和F13714，在三叉神经下牙槽神经松扎模型中能产生显著的镇痛作用。提示 $5-HT_{1A}$ 受体的激动剂可能在三叉神经痛的机制中起作用。

5. 炎性介质改变假说 有报道称，IL-6和NGF与三叉神经损伤后的机械性痛觉过敏有关，因此，IL-6 和 NGF 的释放可能部分参与从损伤的三叉神经处异位释放。

（三）临床表现

三叉神经痛患者主要表现为在三叉神经分布区内反复发作的阵发性剧烈疼痛。主要见于中老年人。女性略多于男性。疼痛大多为单侧，以面部三叉神经一支或几支分布区内、骤然发生的闪电式剧烈面部疼痛为特征，患者常描述成撕裂样、触电样、闪电样、针刺样、刀割样或烧灼样剧痛。以三叉神经第 2 支、第 3 支发病率最高。疼痛以面颊、上颌、下颌、唇部或舌部最明显。在上唇外侧、鼻翼、颊部、舌尖等处稍加触动即可诱发，故称"扳机点"。三叉神经痛的发作常无预兆，疼痛历时数秒至数分钟。突发突止，间歇期完全无痛。重者发作时在床上翻滚，并有自杀倾向。每次发作时间由几秒钟到几分钟不等。一般神经系统检查无阳性体征。

（四）诊断依据

三叉神经痛的诊断一般不难。诊断主要依据患者的临床表现，一般不需要特殊的辅助检查，当怀疑为继发性三叉神经痛时，应有针对性地进行相关辅助检查如颅脑 CT、MRI 等。三叉神经痛的主要诊断要点为：

（1）发痛部位为三叉神经或其某一分支或某几分支的分布区（图 6-1、图 6-2）。

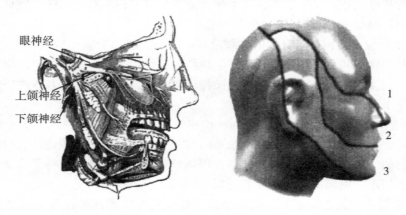

眼神经

上颌神经

下颌神经

1

2

3

图 6-1　三叉神经三大分支　　　　图 6-2　三叉神经三大分支支配范围

（2）多为突然发作的阵发性剧烈疼痛，不发作时绝大部分患者完全无痛，仅极少数重症患者仍有轻度疼痛。

（3）大多数患者有明确的"扳机点"，即触发点，刺激这些部位可引起疼痛发作，但发作刚过去有短暂不应期，即短期内再刺激"扳机点"可暂不引起发作。

（4）95% 以上的三叉神经痛患者为一侧发病。

（5）疼痛发作时不合并恶心、呕吐等伴随症状。

（6）一般抗炎镇痛药完全无效。

（7）迁延不愈，病程冗长。

（五）鉴别诊断

虽然三叉神经痛的诊断并不难，但误诊仍时有发生。本病应注意与下列疾病相鉴别。

1. 三叉神经支炎　属于继发性三叉神经痛，此病多发生于眶上神经分布区，亦为持续性剧痛，发作后数日，部分患者额部出现带状疱疹。少数患者可累及眼神经主支而发生角膜炎与溃疡。病原体是一种病毒。此病有自限性，大多在 1～3 周自行痊愈。消炎镇痛药物、维生素或局部外用双氯芬酸软骨、注射糖皮质激素溶液等治疗皆有效。

2. 牙源性三叉神经痛　属继发性三叉神经痛，临床常可遇到将本病误诊为牙痛的，应详细检查牙部有无病变。牙源性三叉神经痛的阵发性不明显，但仍有明显的"扳机点"；牙痛无"扳机点"，另外牙痛的发作与食物冷热关系很大。

3. 副鼻窦炎或肿瘤　上颌窦、额窦、筛窦疾病患者均可引起头面部疼痛。鉴别时应特别注意：鼻腔检查，注意两侧是否通畅，细查各鼻窦的投影点有无压痛；鼻腔有无分泌黏液或脓液；疼痛的发作性是否明显；上额窦癌患侧面部可有肿胀；上颌窦及额窦的透光检查阳性；影像学检查有助于明确诊断。

4. 半月神经节附近的肿瘤　发生于半月神经节和小脑脑桥角处的肿瘤并不罕见，如听神经纤维瘤、胆脂瘤、血管瘤、脑膜瘤或皮样囊肿等，这些肿瘤引起的疼痛一般并不十分严重，不像三叉神经痛那样剧痛发作，而是轻中度持续性疼痛。另外，可同时伴有外展神经麻痹、面神经麻痹、耳鸣、眩晕、听力减退、三叉神经支感觉减退，以及颅内压增高的症状，如头痛、呕吐和视盘水肿等。颅底 X 线检查，岩骨尖区或内耳道区有骨质破坏。CT、X 线造影检查有助于诊断。

5. 膝状神经节痛　膝状神经节在发出鼓索神经之前，发出岩大浅神经，以副交感神经纤维支配泪腺，司理泪腺分泌。中间神经主要司理舌前 2/3 的味觉及耳鼓膜和外耳道后壁的皮肤黏膜感觉，也有部分纤维司理颌下腺、舌下腺及口、鼻腔黏液腺的分泌。膝状神经节神经痛为阵发性，但发作时痛在耳内深部，向其附近的眼、颊、鼻、唇等多处放射，并在外耳道后壁有"扳机点"。这些患者多合并面神经麻痹或面部抽搐，并有时在软腭、扁桃体窝及外耳道等处发生疱疹并导致味觉丧失。

6. 舌咽神经痛　疼痛亦为阵发性，大多在吞咽时诱发。疼痛从扁桃体区及舌根部起，向外耳道、耳前、耳后、耳郭或患侧面部放射。发作时患者多习惯用手压迫下额角下方。舌根背面外侧及扁桃体处可有"扳机点"，颈外皮肤则无"扳机点"。吞咽动作、说话及转头、大笑均可诱发剧痛，吞咽酸、苦食品时尤甚。发作时易出现心动过缓或眩晕。患病年龄多在 35～65 岁。该病较为少见，发病率约为三叉神经痛的 1%。以 1% 丁卡因液涂布咽后壁或扁桃体区的"扳机点"可停止疼痛发作。此外，三叉神经痛发作部位在舌尖及舌缘亦可作为鉴别点。

7. 偏头痛　偏头痛是周期性发作、轻重不同的单侧头痛，有时亦表现为前额部头痛。此病发作前多有先兆，如同侧眼看到闪光或视力减退，甚至一过性同侧偏盲。头痛发作时间可持续数小时至数日不等。发作多有一定的时间规律。难以确诊时可试验性口服麦角胺治疗有助于鉴别。

（六）治疗

由于三叉神经痛的病因和病理改变至今还不清楚，因此治疗的目的应是长期镇痛。镇痛的方法多种多样，可分为无创和有创两类治疗方法。无创治疗方法包括药物治疗、中医中药、针灸疗法、物理治疗等，适用于病程短、疼痛较轻的患者，也可作为有创治疗方法的补充治疗方法。有创治疗方法主要包括注射疗法、射频热凝疗法和手术疗法。

1. 药物疗法

（1）卡马西平（carbamazepine）：别名痛惊宁、叉癫宁、酰胺咪嗪，为咪嗪类抗癫痫药，亦为传统抗三叉神经痛药。口服，开始每日 2 次，以后可每日 3 次。每日 0.2～0.6g，分 2～3 次服用，每日极量 1.2g。其不良反应有头晕、嗜睡、厌食、失眠、皮疹、肝功能损害等。此药可与 0.1g 苯妥英钠同服。

（2）苯妥英钠（sodium phenytoin）：别名大仑丁（dilantin），为白色粉末，无臭，味微苦。易溶于水，几乎不溶于乙醚或氯仿，在空气中易潮解。本品为乙内酰脲类抗癫痫大发作和抗精神运动性发作药，对大脑皮质运动区具有高度选择性抑制作用。除可用于三叉神经痛外，也可用于抗高血压、抗心律失常及维持和预防癫痫发作。用于三叉神经痛，口服，每次 100～200mg，每日 2～3 次；用于心律失常，每次 100～200mg，每日 2～3 次；用于高血压，每次 100mg，每日 3 次；防止癫痫大发作和精神运动性发作，每次 50～100mg，每日 3 次。

2. 中药治疗　中医学认为，三叉神经痛属"头痛"、"偏头痛"、"面痛"等范畴。古医书中有"首风"、"脑风"、"头风"等名称记载，如《素问·风论》："首风之状，头面多汗恶风，当先风一日则病甚，头痛不可以出内。"有些三叉神经痛患者，经服用中药后有效，可使疼痛发作减轻或停止。

3. 三叉神经痛注射疗法　三叉神经周围支阻滞是治疗三叉神经痛的常用方法。注射部位主要是三叉神经分支通过的骨性孔道，如眶上孔（眶上切迹）、眶下孔、下齿槽孔、颏孔、翼腭孔等。所用药物包括局麻药、无水乙醇、苯酚溶液、多柔比星、链霉素等。三叉神经周围支注射治疗的效果与操作者的技术水平和患者的病情程度以及局部解剖变异等因素关系密切。

（1）眶上神经阻滞术

1）穿刺操作方法：患者取仰卧位，在眶上眉毛外，眼眶上缘中、内 1/3 交界或离正中线 2.5～3cm 处扪及切迹或用棉签触压眶缘找到放射性痛点的位置，皮肤消毒及局部麻醉后，采用 5 号针头自切迹或压痛点垂直刺入皮肤直达骨面，若无放电样感，则调整针头方向在附近寻找，出现放射痛时注药则效果较好。

2）常用药物：常用 1%～2% 普鲁卡因或 1% 利多卡因及神经阻滞合剂等。神经破坏药则可选用 95% 乙醇、无水乙醇或苯酚制剂。

3）适应证：适用于三叉神经第 1 支痛局限于眶上神经分布区者。单纯局麻药阻滞也可用于治疗前额部带状疱疹后遗神经痛和头痛。

4）并发症：注药后常有上眼睑水肿，多在数日内消退。故注射前应先与患者详细说明。注射乙醇后，少数患者残留局部疼痛可达 2 周，严重者可局部注射利多卡因数次以缓解。

（2）眶下神经阻滞术

1）穿刺操作方法：患者仰卧，头取中立位。局部皮肤消毒后，操作者戴无菌手套，先在眶下缘正下方 1cm、距鼻中线 3cm 处扪及眶下孔。或采用连线定位方法：由眼外眦到上唇中点连一直线，再由正视前上方时瞳孔中点向同侧口角连一直线，两线的交叉点即为眶下孔的体表投影点。自眶下孔标志的内下方，约位于鼻翼旁 1cm 处以 5 号细短针头刺入皮肤，同时用另一只手的示指压住眶下缘，以防针尖滑向上方而伤及眼球。然后使针尖向上、后、外方向倾斜穿刺，直达眶下孔附近骨面，以针尖在周围轻轻试探并寻找眶下孔。当针尖滑入骨孔时可有落空感，患者随即出现放射样疼痛。然后使针尖与外、上、后方成40°~45°时沿眶下孔缓慢深入约5mm，回吸试验无血，先注入1%利多卡因0.5~1ml，待眶下神经分布区出现麻木后，再缓慢注射95%乙醇或无水乙醇0.5~1ml或其他药物。

2）适应证：适用于三叉神经第2支痛局限于眶下神经分布区者。

（3）后上齿槽神经阻滞术

1）后上齿槽孔的解剖：上颌骨的后侧即颞下面的最突出部分为上颌结节，后上齿槽孔即位于此结节上。该孔是后上齿槽神经进入上颌骨而达臼齿的必经之路，多数为单孔，少数变异为2~3个，个别亦可缺如。

2）穿刺操作方法：患者取仰卧位，头部转向健侧。穿刺点在颧骨下缘与齿槽嵴夹角处，即相当于过眼眶外缘的垂线与颧骨下缘的交点。局部消毒后，先用手指将附近皮肤向前下方拉紧（有利于下一步进针时针尖朝内侧倾斜），继之以5号针头自穿刺点稍向后、上、内方刺入直达齿槽嵴的后侧骨面，然后紧贴骨面缓慢深入2~2.5cm，即达后上齿槽孔附近，一般情况下很少出现放电样疼痛。回抽试验无血，先注入1%利多卡因2ml，待臼齿出现麻木感后，再注射95%乙醇或无水乙醇1ml或其他药物。

后上齿槽神经阻滞还可经口腔入路穿刺。患者取仰卧位，局部消毒后，用10cm长、中部弯曲成约150°的针头，在第2~3臼齿间隙上的黏膜皱襞处以45°向后上方刺入，并紧贴骨面深入至2.5~3cm即达上颌结节。有人认为此法较容易发生感染，在采用乙醇进行阻滞时应注意。

3）适应证：适用于三叉神经第2支痛局限于后上齿槽神经分布区患者。

4）并发症：乙醇阻滞后易发生局部肿胀、轻微血肿，可自行消退。

（4）上颌神经阻滞术

1）上颌神经的解剖和定位：上颌神经主干经圆孔穿出颅腔至翼腭窝，并在此处开始发出分支。由于圆孔穿刺非常困难，而且可发生严重并发症，故上颌神经阻滞一般在翼腭窝处穿刺。翼腭窝位于颅底下面、眼眶后方、颞下窝内侧，内有上颌神经、蝶腭神经节、上颌内动静脉以及填充其间的脂肪组织。此窝为宽0.3~0.4cm、深约1cm的裂隙，呈漏斗状，尖端朝下。其前壁由上颌骨后面内缘与腭骨眶突构成，经此处的眶下裂向前与眼眶相通；后壁为蝶骨翼突及大翼，上端由圆孔向后通颅腔，另有翼管与破裂孔相通；内壁为腭骨垂直板，经上面的蝶腭孔向内通向鼻腔；外侧为空隙，即翼上颌裂，经此处向外通向颞下窝；顶盖由蝶骨体和大翼根部构成；而翼腭窝的下端则缩窄为翼腭管，向下经腭大孔和腭小孔与口腔相通。上颌神经位于翼腭窝的上部深处，蝶腭神经节位于神经干下方约2mm处。

翼腭窝外侧开口称翼颌裂，又称镰状裂，上宽下窄，长约1.5cm，最宽处约0.5cm。此裂距离颧弓的颧颞缝（相当于颧弓中点）下缘约4cm。

腭大孔居于硬腭后部，上颌骨齿槽突与腭骨之间，在末位臼齿的内侧，即生有第3臼齿者，在该齿内侧，否则在第二臼齿内侧。该孔距硬腭后缘约0.5cm，距腭正中缝和上臼齿齿槽缘距离大致相等。由腭大孔经翼腭管至圆孔的距离约3cm，翼腭管的长度为0.8~2cm。最窄处横径仅1.5~3mm，其轴向近于矢状位，与上臼齿咬合面约成135°。

2）穿刺操作方法：常用方法有以下3种。

侧入路：患者仰卧，头转向健侧。穿刺点定于颧弓下缘中点的乙状切迹处，约为眼眶外缘与外耳道连线中点的下方。以7号长8cm的针头自该点垂直刺入，进针深度4cm左右即可触及骨面，为蝶骨翼突外侧板，标记进针深度，然后退针 2cm，稍调整方向朝前方重新刺入，直至针尖滑过翼外骨板前缘，再继续进针 0.5cm 即进入翼腭窝。不可过深，以免刺入鼻腔或眶下裂。若出现上颌部放射性疼痛，立即固定针头，并使针斜面向上，回抽无血，注入 1% 利多卡因 1ml。待上颌部麻木又无眼肌麻痹后，再注射 95% 乙醇或无水乙醇 0.5 ~ 1ml，或用其他药物。

前侧入路：体位同上。穿刺点定于颧骨下缘最低点，即经眼眶外缘的垂线与颧骨下缘交点。以 7 号长 8cm 的针头自该点皮肤向后、上、内方刺入。从侧面看，针头应朝向颧弓下缘中点，并且应紧贴上颌骨的骨面渐向内方深入。进针约 2cm 即达上颌结节，然后继续沿骨面进针，大约至 4cm 后即可出现落空感而滑入翼腭窝。有时可因进针的角度偏外触及翼突外板基底部而受阻，应退针少许，并调整方向使针尖稍偏内侧重新进针，直至滑过翼突前缘。然后继续深入 0.5cm 即可触及神经而出现放电样疼痛，由此处至皮肤的距离一般不超过 5cm。注药方法和剂量与侧入路相同。注意穿刺针不可刺入过深，以免刺入眼眶内引起眼外肌麻痹，甚至影响视神经导致失明。

经口腔腭大孔穿刺法：患者取坐位，头向后仰，尽量张口。穿刺点在腭大孔稍前方。腭大孔位于末位白齿（第 3 或第 2）内侧的硬腭上，如从该白齿舌面向腭正中缝虚拟划一垂线，则中、外 1/3 交界处即为腭大孔。若上白齿脱落，则可靠硬腭的后缘确定腭大孔的前后位置，该孔多在硬腭后缘前方 0.5cm 处。口腔黏膜消毒和局部麻醉后，采用长细针头（事先在距离针尖 4cm 处弯成约 135° 的钝角）自腭大孔的稍前方由前下向后上方穿刺，若遇骨面受阻，则用针头在附近试探进针，直至针尖经腭大孔落空滑入翼腭管内。在翼腭管内继续缓慢进针 2.5 ~ 3cm，可出现放电样疼痛，即表明已达翼腭窝并触及上颌神经。注药方法和剂量同上。

遇有翼腭管弯曲或异常可导致穿刺失败。此外，尚可因局部感染导致硬腭黏膜溃疡，应严格无菌操作，治疗后 3d 内口服抗生素以预防感染。

（5）颏神经阻滞

1）操作方法：患者仰卧，头转向健侧。扪及颏孔的位置并标记。皮肤消毒和局部麻醉后，由标记点的后外上方并与皮肤成 45° 向前下方穿刺直达骨面，可刺入颏孔并出现放电样疼痛。否则可略退针，用针尖在附近骨面寻找颏孔，直至进入孔内，针尖可进入颏孔内 0.5 ~ 1cm，回吸无血，先注入 1% 利多卡因 1ml，观察数分钟出现下唇和颏部的皮肤感觉减退后，缓慢注射 95% 乙醇或无水乙醇 0.5 ~ 1ml 或其他药物。注射药物时，应用手指压紧颏孔周围软组织，以防止乙醇流到孔外，损伤周围组织引起疼痛。

2）适应证：适用于原发性三叉神经第 3 支痛，主要痛区及触发点位于颊部、下唇及其附近黏膜者。

（6）下齿槽神经阻滞

1）操作方法：①口外法：患者仰卧，肩下垫薄枕，头转向健侧并略向后仰。穿刺点定于下颌骨下缘稍下偏内，下颌角前方 1.5 ~ 2cm 处。左手示指紧贴下颌骨后缘（右侧穿刺指尖朝上，左侧则朝下），以指示进针方向。右手持针由穿刺点刺入皮肤达下颌骨内侧面，与左手示指平行并沿骨面向上缓慢进针 3.5 ~ 4cm，出现放电样疼痛，则表示已达下颌孔。回吸无血，即可注入 1% 利多卡因 1 ~ 2ml，待下颌部麻木后，再注入 95% 乙醇或无水乙醇 0.5 ~ 1ml。②口内法：患者坐位，头后仰并尽量张口。在白齿的后方可见一尖端朝上、面向前内方的臼齿后三角。其外斜边为下颌前缘，较锐利，在第三臼齿外侧；其内斜边则为下颌支另一骨缘，较圆钝，在臼齿之后，向后即为较平坦的下颌支内侧面。穿刺点取臼齿咬合面的上 1cm 的内斜边处（如为牙脱落者，则可选上、下齿槽缘间线中点水平的内斜边处）。自穿刺点黏膜由前内向后外方进针直达骨膜，如未遇到骨质，则表示针头过于偏向内侧。最后，将针头紧贴下颌支的内侧骨面、与下臼齿咬合面平行方向缓慢进针 1.5～2cm，待出现颏部放射痛，即表示已触及下齿槽神经。注药方法及剂量同上。

2）适应证：适用于原发性三叉神经第 3 支痛，其主要痛区和触发点位于下臼齿、颊部及其附近黏膜，或经颏神经阻滞失败或无效者；下齿槽神经分布区的继发性疼痛，如癌痛、带状疱疹后遗痛等；下颌部口腔科治疗操作的局部麻醉。

3）并发症：偶有反射性下颌挛缩，不需特殊处理，可自行缓解。

（7）下颌神经阻滞：在颅底卵圆孔附近阻滞下颌神经，可使该神经分布区感觉丧失。针尖可不进入卵圆孔内，但有时乙醇能在神经支内向上扩散，进入半月神经节，由此也可获得半月神经节阻滞的长期镇痛效果。

1）卵圆孔的解剖和定位：卵圆孔位于蝶骨大翼后部，多在蝶骨翼突外板后缘的后侧或后内侧，少数位于其后外侧。国内一组 1 284 个颅骨卵圆孔及其周围结构的观察与测量结果表明，卵圆孔的长径为 4～13mm（左侧平均为 6.4mm，右侧为 6.6mm），其中 6～8mm 者约占 80%。卵圆孔的短径为 1～7.5mm，平均 3.2mm，3～4mm 者占 86%，小于 2mm 者仅占 2.8%。卵圆孔为圆形或近圆形者占 6.8%。卵圆孔与翼突外板后缘根部延长线一致者占 48.4%。卵圆孔外口向前外倾斜者占 94.2%，向后内倾斜者占 5.8%（可致穿刺困难）。卵圆孔与棘孔合二为一者占 1.8%，与颞岩裂相合者 1.9%。有 6 例三者合并为一。卵圆孔的后外侧为棘孔，脑膜中动脉经此孔进入颅腔，其内侧有咽鼓管及破裂孔，后者为颈内动脉进颅腔的通道。

2）操作方法：单纯在卵圆孔处阻滞下颌神经时，穿刺点可取颧弓下缘中点，即相当于眼眶外缘与外耳道间距离的中点。患者仰卧，头转向健侧。以 7 号长 8cm 穿刺针自穿刺点垂直刺入皮肤，并缓慢进针约 4cm（不超过 5cm），触及骨面即为翼突外板根部，此深度即为由穿刺点至卵圆孔的距离，标记此深度。然后退针至皮下，调整方向使针尖向后（向耳侧）以 15°～20°并略微向上重新刺入同样的深度或略深，遇有向下颌或舌部放射痛，即表明已达卵圆孔并触及下颌神经。

3）适应证：三叉神经第 3 支痛，或颏神经及下齿槽神经阻滞无效者；三叉神经第 3 支分布区的癌痛、带状疱疹后神经痛等；下颌部口腔科操作的局部麻醉处理。

4. 半月神经节阻滞　采用半月神经节阻滞治疗三叉神经痛目前已在国内外应用，注射的药物包括乙醇、甘油、苯酚甘油等。多年来，这一注射疗法已被证明能有效治愈三叉神经痛。但因其注射技术难以掌握，而且治疗效果随着各人的技术不同而大有出入。国内有报道，镇痛期超过 1 年者达 87%。而国外文献报道，治愈率相差悬殊，有的高于 98%，有的则低于 40%。由于药物扩散的可控性较差，近来已倾向于采用更易于精确控制的影像引导下射频热凝术。

（1）穿刺入路的选择：半月神经节阻滞的穿刺途径有侧入路法和前入路法。侧入路法的重要标志为下颌切迹，此切迹的后方为下颌骨髁状突，前方为下颌骨喙突，穿刺进针点是在喙突后方，当半张开口时髁状突约向下移位 1cm，此位置可使侧入路法易于成功。前入路法的主要标志为正视位的瞳孔及颧弓中点，颧弓中点相当于颞骨的颧结节的前方，穿刺进针点是在喙突前方，正对第 2 臼齿处。近来随着医疗影像设备的普及，卵圆孔穿刺操作多在 C 臂 X 线机、CT 扫描、DSA 成像引导下进行。

（2）术前准备

1）注射前需要向家属详细交代治疗方法、预期效果和可能发生的并发症等问题，取得患者知情同意及必要的配合。

2）治疗前患者要清洗头面部、理发、剃胡须。

3）全面进行体格检查，了解全身脏器功能状况，尤其注意眼耳情况、血压、心电图、出血时间和凝血时间。

4）应安排有足够的治疗时间（一般约为2h），不能匆忙进行。

5）备好各种用具及药品，包括5ml 及 1ml 注射器，无菌手套，2.5% 碘酒，乙醇棉球，无菌巾与纱布，长 10 ~ 14cm 的 7 号（或 23 号）穿刺针各一支（带有针芯），2% 利多卡因等有关治疗用药及无水乙醇，7 号注射针头，并检查急救药品和相关设备是否齐全、有效。

（3）穿刺操作方法

1）体位：患者仰卧，头取中立位，双眼正视上方。

2）定位：常用即体表划线法和影像定位法。体表划线法：我们在实践中总结出双线定位法，即经患侧眼眶外缘的纵轴平行线与经口裂的水平延长线，二线交点即为穿刺进针点。影像定位法：在 C 臂 X 线机透视下显示卵圆孔，将 C 臂图像增强器向患侧倾斜15°~20°，向足端倾斜30°~45°，依据患者头部位置、脸型、有无牙齿及咬合情况具体调节倾斜角度，直至清晰显示卵圆孔，影像投照位置约在患侧上颌窦与下颌骨之间、患侧下颌切迹与上齿根部连线上。

3）穿刺：接心电、脉搏氧饱和度监测及吸氧管后，常规消毒铺巾，用长约 10cm、外有绝缘套的射频穿刺针经定点穿刺。划线法可经另两条线调整进针的方向，即定点与瞳孔中点连线及定点与颞下颌关节结节连线，前者矫正进针的内外方向，后者矫正进针的前后方向。复制疼痛后，再细微调节针尖位置，直至进针骨质阻挡感消失，即进入卵圆孔，进针深度为 5 ~ 7cm。若针尖触及自卵圆孔出颅的下颌神经，患者可述下唇部疼痛。可凭感觉沿骨面继续试探进针，滑入卵圆孔并触及下颌神经，患者可有下颌部的放射性疼痛。最后将针尖再推进 0.3 ~ 0.5cm，上颌部出现剧痛即表明进入半月神经节内。影像法则在射频穿刺针影像引导下进行穿刺，针尖直对卵圆孔。

4）到位：如果穿刺针尖的位置合适，则轻微活动针体，患侧面部的患支分布区即有电击样的疼痛麻木等不适反应和感受。可再经影像进一步证实，侧位透视显示针尖在蝶鞍斜坡与颞骨岩部形成的夹角内，具体位置因毁损靶神经不同而异。第三支射频针尖进卵圆孔的位置应偏向后外侧，深度应距斜坡约 0.5cm；第二支毁损针尖进卵圆孔的位置应在正中，深度应刚好抵在斜坡上；第一支针尖进卵圆孔的位置应偏向前内侧，应略超过斜坡。然后经电刺激进一步定位穿刺针尖是否处于准确位置。同时毁损第二支和第三支时，针尖位置同第二支，但选用常裸露端的射频针，单支毁损用短裸露端的射频针。

5）电刺激：将中性电极（无关电极）连接于患侧肩部或上肢，将刺激电极插入射频针内。施加电刺激，根据放射性疼痛定位反应，确定射频针尖穿刺进入卵圆孔的位置是否正确。先施以 0.5 ~ 1mA 的高频电刺激。如果穿刺针尖的位置合适，则患侧面部的患支分布区可有电击样的疼痛麻木等不适反应和感受。如果位置不准确，须反复调整进针深度和方向，再给予电刺激，直至患侧面部出现相应的反应和感受。一般电刺激强度逐渐加大，所需的强度越低，说明穿刺针尖的位置越准确，治疗效果越好。如果超过2mA仍无反应，说明穿刺针的针尖偏离神经组织，应重新调整穿刺针的位置。直至正侧位透视显示针尖位置合适。

6）射频热凝：经方波电刺激校对穿刺针的位置准确无误后，可开始热凝。原则上应从短时间低热开始，逐步缓慢加温，以减轻患者的痛苦。温度在60℃以下不容易使神经纤维发生蛋白变性，达不到治疗目的。而温度超过85℃以上时，可损伤神经周围组织而产生严重的并发症。可先加热到60℃维持1min，然后再酌情加热至70℃、80℃和85℃。为防止并发症，温度最高不超过90℃。每次升温后，维持0.5~1min，同时不断用针刺及棉絮擦拭皮肤，测试患支分布区的痛觉和触觉，直至痛觉消失，同时保留触觉为止。一般患者的最终加热温度在70~80℃，最终加热温度持续为120~180s。本方法需取得患者配合。治疗前应讲清楚，在局部麻醉下施行此种治疗具有一定的痛苦，必须取得患者的理解和配合，并注意从60℃开始缓慢升温，避免突然高温所引起的剧烈疼痛。患者不能耐受升温时的疼痛时，可给予丙泊酚静脉麻醉后再行射频热凝治疗，可直接升温至85℃，热凝时间120~180s。同时毁损第一、三支或全部第一、二、三支时针尖进卵圆孔的位置应偏向内侧，深度应先略超过斜坡，射频热凝120~180s后退至斜坡以下，再行射频热凝120~180s。

7）术后处理：操作完毕，拔出穿刺针，按压穿刺点2~3min，以无菌敷贴覆盖穿刺点，并以冷水或冰水外敷穿刺部位，以防止局部出血及肿胀。患者术中应用广谱抗生素预防感染，术后常规应用脱水药治疗3d。同时密切观察并发症情况。

（4）适应证：①本注射疗法适用于一切较严重而顽固的三叉神经痛患者，尤其是具有开颅手术禁忌的老年和体弱及慢性病患者。②三叉神经痛同时累及第2、3支，1、2支或全部3支，并经各周围支阻滞无效者。③面部的晚期癌痛。④面部带状疱疹后神经痛。

（5）并发症：半月神经节阻滞可能引起多种并发症，而且有时非常严重。大多由于穿刺方向不准或进针过深损伤附近的血管和脑神经，或乙醇剂量较大并流入蛛网膜下间隙引起损害。

1）阻滞范围内感觉丧失或异常：2%~5%的患者在治疗后可出现感觉异常和不同程度的"麻木性痛苦"，大多为乙醇注射过量引起。部分患者在治疗后可出现麻、针刺、冰冷、虫爬、奇痒等异常痛苦的感觉。这些患者若还保留触觉和感觉，可再次重复半月神经节乙醇注射，使感觉完全消失。

2）眩晕综合征：是比较常见的并发症，约占半月神经节阻滞患者的四分之一。多在注射利多卡因或乙醇后0.5~1min出现。在30min内消失，有的可持续数日。一般不需特殊处理。

3）咀嚼困难：是三叉神经运动根受累所致。患者表现为同侧咀嚼无力，牙齿咬合不紧，易发生颞下颌关节脱位，另有的患者可出现张口困难。经数日或数月后可自行恢复。

4）其他脑神经损害：药物损伤第Ⅶ对脑神经引起同侧面神经麻痹。而第Ⅲ、Ⅳ、Ⅵ对脑神经受累时，则出现上睑下垂、复视及瞳孔散大等。

5）同侧失明及角膜病变：失明是最严重的并发症。亦有少数人在治疗后发生角膜炎和角膜溃疡。主要是由于针尖进入卵圆孔过深或乙醇剂量较大损伤邻近的视神经所致。

5. 射频热凝疗法　射频热凝疗法是一种微创伤性神经毁损疗法，其利用可控温度作用于神经节、神经干和神经分支等部位，使其蛋白质凝固变性，从而阻断神经冲动的传导。目前，射频热凝疗法在临床疼痛治疗领域发展很快，已广泛应用于治疗三叉神经痛及其他多种神经病理性疼痛。与三叉神经半月神经节乙醇阻滞术相比，热凝术可控性好，治疗效果良好，年老体弱者亦可以良好耐受，因而依从性好。并发症较少，目前尚无死亡等严重并发症报道。虽然复发率较高，但由于操作方便，能重复实施，可最终达到长期镇痛的目的。

（1）穿刺入路：采取前入路法穿刺，在 C 臂 X 线透视或 CT 扫描引导下进行。

（2）操作方法

1）穿刺卵圆孔：患者仰卧，头取中立位，双眼正视前方。穿刺采用前入路法，定点方法同上。局部消毒后在穿刺点局部进行浸润麻醉。先将中性电极（无关电极）连接于患侧下肢。用特制的长约 10cm、外有绝缘套的射频穿刺针进行穿刺，直至到达卵圆孔。穿刺均在影像引导下进行。

2）电刺激确认射频穿刺针针尖的位置：根据放射性疼痛反应，确定穿刺到达卵圆孔后，尚需用脉冲电刺激判定射频穿刺针针尖的位置是否正确。先将刺激电极插入射频针内，然后施以 0.5～1mA 的高频电刺激。如果穿刺针尖的位置合适，则患侧面部的患支分布区可有电击样的疼痛麻木等不适反应和感受。如果位置不准确，须反复调整进针深度和方向，再给予电刺激，直至患侧面部出现相应的反应和感受。一般电刺激强度逐渐加大，所需的强度越低，说明穿刺针尖的位置越准确，治疗效果越好。如果超过 2mA 仍无反应，说明穿刺针的针尖偏离神经组织，应重新调整穿刺针的位置。直至正侧位透视显示针尖位置合适。

3）温控热凝：经方波电刺激校对穿刺针的位置准确无误后，可开始加热。原则上应从短时间低热开始，逐步缓慢加温，以减轻患者的痛苦。温度在 60℃ 以下不容易使神经纤维发生蛋白变性，达不到治疗目的。而温度超过 85℃ 以上时，可损伤神经周围组织而产生严重的并发症。可先加热到 60℃ 维持 1min，然后再酌情加热至 70℃、80℃ 和 85℃。为防止并发症，温度最高不超过 90℃。每次升温后，维持 0.5～1min，同时不断用针刺及棉絮擦拭皮肤，测试患支分布区的痛觉和触觉，直至痛觉消失，同时保留触觉为止。一般患者的最终加热温度在 70～80℃，最终加热温度持续 2min 左右。

（3）适应证：三叉神经第 1、2、3 支痛患者；面部晚期癌痛患者。

（4）不良反应及并发症

1）操作中疼痛：本方法需取得患者配合。治疗前应讲清楚，在局部麻醉下施行此种治疗具有一定的痛苦，必须取得患者的理解和配合，并注意从 60℃ 开始缓慢升温，避免突然高温所引起的剧烈疼痛。

2）手术后反应：有些患者治疗后可出现一过性头痛、头晕、恶心甚至呕吐，数小时内可自行缓解；有的患者在治疗结束后 1～2 周毁损神经支配区有串跳感，有的可持续很长时间；或在治疗后 1～2 周仍有疼痛，但较原发疼痛程度低，可自愈，不必急于近期再次行射频热凝术。

3）颅内出血：半月神经节内侧邻近海绵窦和颈内动脉，穿刺损伤易致出血，严重者可形成颅内血肿。

4）其他脑神经损害：如面部轻瘫等。

5）颅内感染：严格无菌操作可有效防止颅内继发感染。尤其需要注意防止穿刺针穿破颊黏膜将细菌带入颅内。

6）带状疱疹：可在手术后数日出现在毁损神经所支配皮区，较常见于眶上神经分布区，其机制尚不清楚。局部可涂喷阿昔洛韦软膏或可的松软膏，数日即可愈合。

7）角膜炎：角膜反射消失是半月神经节热凝术的一个较为严重的并发症，严重者可形成麻痹性角膜炎和角膜溃疡，最终可致失明。治疗操作过程中应注意适度控制射频热凝的温度和时间，并随时观察角膜反射的变化。一旦发生角膜反射消失，应嘱患者戴墨镜，并涂抹眼膏保护角膜，防止角膜炎和角膜溃疡。角膜反射消失后常需数月才能逐渐恢复。

8）面部感觉障碍：大多数患者治疗后可遗留不同程度的面部皮肤感觉障碍。Menzel 报道 315 例患者中，半月神经节射频热凝治疗后约 93.1% 的患者面部遗留不同程度的麻木感或烧灼感。孟广远报道 325 例患者中，治疗后面部均有轻度麻木感，少数患者有蚁行感，经过一段时间均可明显缓解。在治疗前，应向患者及家属详细说明治疗达到的目的、实施方法和可能产生的不良反应及并发症。

6. 微球囊压迫疗法　微球囊压迫法是近年来治疗三叉神经痛的新技术。采用气管插管下全身麻醉，在 X 线透视引导下进行半月神经节穿刺。以 14 号套管针经面部皮肤穿刺。到位后，拔出针芯，将 Fogarty 微球囊放入半月神经节。用注射器接球囊外的导管接头，注入 1～2ml 造影剂，使球囊膨胀，形成约 1cm×1.5cm 的鸭梨形，并维持数分钟。压迫结束后抽出造影剂，使膨胀的球囊复原。拔出球囊与穿刺针，压迫穿刺点止血。有报道 120 例患者中，手术后即刻成功率为 93%，1 例手术后成功，但半年后复发并再次治疗有效，远期效果尚有待进一步观察。

7. 手术治疗三叉神经痛　目前常用于治疗三叉神经痛的手术有：周围神经撕脱术、经颅中窝三叉神经感觉根切断术、三叉神经脊束切断术、三叉神经根减压术和颅后窝三叉神经根微血管减压术等。应用较多的为周围神经撕脱术和经颅后窝微血管减压术。

（1）周围神经撕脱术：李剑农教授等研究发现，原发性三叉神经痛患者三叉神经周围分支的病变比主干更严重。周围分支表现纤维肿胀、增粗、髓鞘疏松改变、神经周围纤维结缔组织增生压迫神经和滋养血管病变等；而主干病变则表现为严重而普遍的空泡变性、纤维松解、断裂和脱髓鞘改变。由于三叉神经痛多发生在中老年，供养三叉神经的动脉多发生硬化、缺血，故可致神经纤维营养代谢异常而发生变性。外周神经分支周围纤维组织增生对血管的压迫致使血供进一步恶化，加重神经变性，终致神经纤维脱髓鞘而发生"短路串线"现象。这一发现不仅明确了三叉神经痛患者主干及神经根切断术后复发的原因，而且为周围神经撕脱术的应用提供了理论依据。手术时，应尽可能撕脱至近心端正常段，以减少手术后复发。

（2）微血管减压术：众多临床资料表明血管压迫三叉神经是原发性三叉神经痛的原因之一。微血管减压术治疗三叉神经痛已为越来越多的学者所采用。临床实践表明，微血管减压术治疗原发性三叉神经痛的效果是确切的。手术采用 2% 的利多卡因浸润麻醉或全麻。沿标记线作切口，依次切开皮肤、皮下组织、肌肉及骨膜，以骨膜剥离子逐层分离，然后以颅骨钻开一直径约 2cm 的骨窗。在手术显微镜下轻轻向后上方牵开小脑，向前沿小脑幕在岩静脉与第Ⅶ、Ⅷ对脑神经间剪开桥池蛛网膜，将微型脑压板放入达三叉神经根部，自神经出脑桥处向远端探查血管压迫情况。将压迫在三叉神经根部的血管用显微剥离子轻轻分开，并在神经与血管之间夹放一块自体小肌片。若在不同的方向及部位有多条血管压迫时，应分别夹放数块小肌片或取一块较大肌片，将该段受血管压迫的神经包绕以与血管隔开。此时嘱患者自己用手撞击扳机点及做平时易诱发疼痛的动作，若无疼痛则达到减压目的。仔细观察确无活动性出血后逐层缝合关闭切口。

二、舌咽神经痛

舌咽神经痛为一种局限于舌咽神经分布区的发作性剧烈疼痛。也分为原发性和继发性舌咽神经痛两类。可与三叉神经痛相伴发。

（一）有关解剖

舌咽神经或第Ⅸ对脑神经系混合性神经，内含运动、感觉和副交感神经纤维。与迷走神经、副神经一起经颈静脉孔穿出颅腔。舌咽神经主干自颅底相下通过颈动脉和静脉之间、茎突及其附着肌内侧，并绕茎突咽肌下缘弯向前行而达舌咽部（图6-3）。

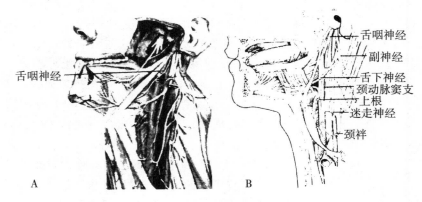

图6-3　舌咽神经解剖
A. 解剖图；B. 示意图

（二）发病机制

（1）继发性舌咽神经痛多见于茎突过长或茎突综合征。只有耳深部剧痛，但咽部不痛者称为耳痛性舌咽神经痛，极少见。也可见于颈静脉孔区、颅底、鼻咽部、扁桃体等的肿瘤，局部蛛网膜炎或动脉瘤。

（2）原发性舌咽神经痛病因及发病机制尚未明了，可能为神经脱髓鞘病变引起舌咽神经的传入冲动与迷走神经之间发生"短路"的结果。近年来因显微血管外科的发展，临床上发现有些患者舌咽神经受椎动脉或小脑后下动脉的压迫。

（三）临床表现

舌咽神经痛是以舌咽部、耳深部的短暂发作性剧烈疼痛为主要特征的一种疾病。临床极少见，其发生率与三叉神经痛相比约为1：88。发病多见于35岁以后，男性相对多见。

疼痛性质与三叉神经痛相似，主要表现为吞咽时短暂性刀割样、烧灼样或钻刺样剧痛。疼痛位于扁桃体、舌根、咽、耳道深部等处，可因吞咽、讲话、咳嗽、打呵欠等诱发，每次发作仅数秒至数十秒至1~2min，从舌侧或舌根部向同侧耳深部放射。骤然发作并停止。停止发作时无任何症状。有的可伴咽喉痉挛、心律失常、低血压性晕厥等。检查时无异常所见，偶于同侧下颌角后有压痛，或舌后对苦味感觉过敏；各种味觉刺激均感觉为苦味。有的患者在咽后壁、舌根、扁桃体窝处可有疼痛触发点。舌咽神经痛的主要特征为用4%丁卡因喷涂于舌侧可使疼痛减轻或消失。

（四）诊断依据

（1）扁桃体、舌根、咽、耳道深部等处的短暂发作性剧烈疼痛。

（2）中年男性多见，常因吞咽、谈话、咳嗽而诱发。

（3）检查时无异常所见，偶于同侧下颌角后有压痛，或舌后对苦味感觉过敏。有的患者在咽后壁、舌根、扁桃体窝处可有疼痛触发点。

（4）以4%丁卡因喷涂于舌根可使疼痛减轻或消失为其主要特征。

（五）鉴别诊断

1. 三叉神经痛　三叉神经第Ⅲ支痛易与舌咽神经痛混淆。但三叉神经痛时，疼痛部位在舌前部而非舌根，通常累及下颌神经的分布区，不向外耳道放射，疼痛触发点在下唇、颊部或舌尖等处。必要时可做可卡因试验或用普鲁卡因局部封闭三叉神经第Ⅲ支，以资鉴别。

2. 喉上神经痛　喉上神经为迷走神经的分支。该神经疼痛可单独存在，也可与舌咽神经痛伴发。疼痛发作常起自一侧喉部，该处常有显著压痛，如在该区行局麻，往往疼痛暂获缓解，可以鉴别。

3. 中间神经痛　为一侧耳部剧痛，发作时间较长，常伴外耳道或耳郭疱疹，有时可引起周围性面瘫。个别不典型者仅表现为耳痛，与单纯表现为耳痛的舌咽神经痛不易区别。有人认为，对这种患者行手术治疗时除切断舌咽神经根外，还需同时切断中间神经根，以确保治疗效果。

4. 继发性舌咽神经痛　疼痛常为持续性，有阵发性加重，无触发点。检查中可见患侧有某种舌咽神经功能障碍（如舌咽部感觉和舌后部味觉减退、咽反射迟钝、软腭运动无力等）或其他阳性神经体征，以及有局部病变发现（如鼻咽部肿瘤），必要时可做特殊辅助检查，如头颅CT扫描、摄颅底或颅骨X线片等。

（六）治疗

1. 药物治疗　治疗三叉神经痛的药物均可用于本病。1%丁卡因或1%潘妥卡因直接涂抹咽部、舌根部扳机点处或表麻喷雾可获得短时间的镇痛作用。用0.5～1mg阿托品静注或颠茄酊5mg口服可以预防心动过缓、心脏停搏、晕厥、抽搐等。

2. 舌咽神经阻滞　经药物治疗效果不佳或症状严重者，可考虑行药物神经注射治疗，如用利多卡因、无水乙醇、酚甘油、东莨菪碱、维生素B$_{12}$等。可经咽部入路和颈部入路两种方法，将穿刺针置入舌咽神经周围，注入药物损毁或营养神经，以减轻症状。

颈部入路时需经侧颈部进针到颈静脉孔附近，该部位舌咽神经与迷走神经、副神经伴行，注入药物时易同时阻滞或损伤这些神经，故操作应谨慎。

咽部入路阻滞疗法，适用于各类患者，对扁桃体和舌根部有扳机点的原发性舌咽神经痛患者以及不能耐受手术的患者尤为适用。①从舌咽弓的外侧下方进针向扁桃体下极的后外侧刺入1～1.5cm，注药阻滞舌咽神经扁桃体支；②从舌腭弓附近的舌外侧表面进针向舌根部刺入，注药阻滞舌咽神经的舌支。注入神经破坏剂前可先注入2%的利多卡因1ml，以确定注射的准确性并可减轻酚甘油引起的疼痛。此方法简便，便于掌握，技术要求较低，适于门诊治疗，不良反应包括穿刺时损伤血管而出血、注射后病变复发等，对复发者可考虑行再次注射。

3. 舌咽神经射频电凝　由于该方法不可避免地影响舌咽神经的运动根，故限制了它的应用，仅适用于颅底部癌肿、病侧声带功能已丧失者。

4. 手术治疗　手术从颅内切断患侧舌咽神经及迷走神经最高的 1～2 根神经纤维。须严格掌握适应证。

（1）舌咽神经和迷走神经上部根丛切断术：采用颅后窝一侧切口。

（2）面、舌咽和迷走神经束切断术：采用枕下部中线切口，切除枕骨大孔后缘和寰椎后弓，在第二颈神经后根的中点水平切断该神经束。

（3）微血管减压术：颅后窝一侧切口，解除小脑后下动脉或椎动脉对舌咽神经的压迫。

（于金花）

第二节　带状疱疹后遗痛

带状疱疹后遗痛（postherpetic neuralgia，PHN）是带状疱疹最常见的并发症，是老年人中最常引起疼痛的一种疾病。PHN 的定义为在带状疱疹的特征性的急性出疹期后疼痛仍存在于受累的神经区域，主要表现为自发痛和痛觉超敏（触诱发痛）。目前常将自疱疹出现持续 1 个月后疼痛仍持续存在称为 PHN。因为在 1 个月后疼痛有逐渐消失的趋势，故一些学者在研究时选择疼痛超过带状疱疹出现后 2～3 个月甚至 6 个月。

一、流行病学

PHN 的发病率（疼痛自带状疱疹出现持续 1 个月以上）在 9% 到 14% 不等。有人对 100 例带状疱疹患者进行了 3 个月、5 个月和 1 年的跟踪研究，发现仅 3 个患者出现了持续的严重的疼痛。尽管 PHN 的发病率很低，且随着时间可逐渐改善，其发病率和严重性（以时间来衡量）与年龄有直接的关系（表 6-1）。在 60 岁以上大约 50% 的患者、在 70 岁以上近乎 75% 的患者在疱疹出现 1 个月以上发生 PHN。

表 6-1　PHN 发病率和严重性与年龄的关系

年龄（岁）	疼痛患者（%）	超过 1 年的疼痛患者（%）
10～19	4.0	4.0
20～29	2.0	2.0
30～39	15.0	10.0
40～49	33.0	7.0
50～59	49.0	18.0
60～69	65.0	37.0
70～79	74.0	48.0

二、发病机制

PHN 的病理改变表现为神经元和相应神经纤维炎性浸润、沃勒变性、出血性坏死及神经脱髓鞘改变。尸体解剖发现，背根神经节呈卫星状态、淋巴细胞浸润和节细胞退行性变、局部软脑膜炎、节段性脊髓炎等。在中枢神经系统也可发生类似变化。Watson 首次描述了

PHN患者可表现出特异的脊髓后角萎缩。

(一) 触诱发痛

目前关于触诱发痛的机制存在两种观点。第一种观点是感觉传入神经纤维传导阻滞引起神经系统重塑。PHN患者可伴有一级传入感觉神经元的坏死,可引起其中枢端突触末梢的变性,导致脊髓神经元失去这些突触,形成感觉传入纤维传导阻滞,并使非伤害感受的大神经传入纤维有机会和中枢疼痛传导神经元间形成新的突触,从而导致异常性疼痛。第二种观点是感觉传入小纤维(包括伤害感受器)的活性增高、异常放电引起中枢的过度兴奋。Rowbotham等于1996年采用感觉定量测量,除发现PHN患者有感觉缺失外,还发现触觉异常性疼痛的程度与感觉缺失量成反比,即与传入感觉纤维(包括伤害感受器在内)的残存量成正比,因此他们认为:这些感觉传入纤维受到轻度损伤后仍然存活,并与中枢保持着相对完整性,而且活性增强,过度放电。当大量的这种神经电冲动传入中枢神经系统(CNS),就会造成CNS敏感化,继而小的、无痛性的机械刺激就可以引起异常疼痛。

(二) 自发性疼痛

LoHlba N等发现采用背根切除术去除人和动物的一级传入突触后,可引起去传入阻滞,使脊髓神经元细胞产生自发性的癫痫样放电,从而引起自发疼痛。推测背根的损伤导致脊髓神经元(尤其是抑制性中间神经元)的坏死、胶质细胞增生、瘢痕形成或其他结构和生化改变,造成剩余神经元的敏化现象,出现自发性癫痫样放电,从而产生自发性疼痛。Sehon J等发现水痘-带状疱疹病毒感染的感觉神经元细胞能自发放电,并经免疫荧光证实有病毒复制,而对照的非感染的感觉神经元细胞却无自发放电活动。原因可能是病毒的复制诱发了感觉神经元间兴奋性突触的形成,而且已证明这种突触是一种电偶联,而非化学性突触。因此自发性疼痛也可能是病毒在背根神经节神经元内复制所引发的异常的神经电冲动造成的。

三、临床表现和诊断

(一) 临床表现

(1) 急性带状疱疹临床治愈后患区仍存在持续或发作性剧烈疼痛,受累的皮肤常出现发红、发紫或褐色。在此消退后,常有苍白色的瘢痕。有时,病程较长的病例也无瘢痕而有非常严重的疼痛。

(2) 患区常有感觉减退或感觉缺失,而皮肤常有痛觉超敏(触诱发痛),即轻轻触摸皮肤即可产生剧烈难以忍受的疼痛;并有痛觉过敏,即对伤害性刺激的疼痛感觉增强。

(3) 疼痛性质:可出现两种类型的疼痛:一种是持续的烧灼样疼痛,另一种是阵发性刀割样疼痛。两种都可是自发出现及在轻触皮肤时出现。用力按压皮肤常可减轻疼痛,而轻触皮肤常不可忍受。

(4) 感觉异常:一些患者常描述有不可忍受的发痒、蚁行感或感觉迟钝。这些感觉也可由机械性的活动、温度改变和情绪低落所诱发。

(5) 由于对剧烈疼痛的恐惧,患者的心理负担沉重,情绪低落,甚至对生活失去信心和有自杀倾向。

(6) 查体时常发现在瘢痕区域甚至瘢痕区域周围的皮肤对针刺、温度或触摸的感觉丧失。但与之相矛盾的是,以踇指和示指轻擦或牵拉皮肤可出现皮肤感觉过敏。

（二）诊断要点

（1）急性带状疱疹临床治愈后疼痛持续超过 1 个月或既往有急性带状疱疹病史。

（2）有明显的按神经支配区域分布的感觉、痛觉、触觉异常，局部可有色素改变。

（3）疼痛的性质为自发性刀割样或闪电样发作性疼痛或持续性烧灼样疼痛、紧束样疼痛。

（4）患区内有明显的神经损伤后遗症状，如痒、紧束感、蚁行感、抽动或其他不适感。

（5）患者心理负担沉重，情绪抑郁，甚至对生活失去信心，有自杀倾向。

四、治疗

带状疱疹后遗神经痛的治疗及效果非常复杂和多变，到目前仍然没有任何一种方法能够缓解一些非常顽固的带状疱疹后遗神经痛，只有采用合理的综合治疗方法，才能有效缓解患者的剧烈疼痛，改善患者的生存质量。

（一）药物治疗

药物治疗是基本、常用的方法。选择用药应根据具体患者的病情特点，合理搭配，联合用药，以减少不良反应，并依据治疗反应及时调整给药方案。

1. 局部药物治疗

（1）利多卡因贴剂：5% 利多卡因贴剂能相对快速地缓解疼痛，且其全身吸收少，不需增加剂量，无严格的禁忌证和相互作用。Rowbotham 等对 PHN 患者局部用利多卡因，发现其可使 PHN 患者有中度以上的疼痛缓解。Davies 等综述了 5% 利多卡因贴剂用于治疗疱疹疼痛的疗效认为：5% 利多卡因贴剂能够有效地缓解带状疱疹后遗痛尤其是痛觉超敏，且具有较少的全身副作用和其他药物的相互作用。因其良好的安全性和有效性已经成为治疗带状疱疹后遗痛的一线药物。

（2）辣椒碱制剂：辣椒碱的化学名称为香草壬酰胺，是由茄科植物辣椒的成熟果实中提取的天然生物碱，与初级神经末梢细胞膜上的香草醛受体结合，拮抗神经肽 P 物质，影响神经 P 物质的合成、释放和储藏，影响疼痛刺激的传递。此外，辣椒碱尚有促进局部血液循环作用，改善外周神经的组织代谢和营养供给，从而减轻局部的病理反应。辣椒碱在治疗 PHN 中尤为重要，因为 C 纤维通过释放 P 物质，从而引起了神经源性炎症和化学性疼痛，因此，辣椒碱通过抑制 P 物质的产生而抑制神经源性炎症和减轻化学性疼痛，此外，在大剂量时辣椒碱还可使这些神经元脱敏。临床研究也证实了辣椒碱较安慰剂可暂时地减轻 PHN 的疼痛。

2. 抗抑郁药　目前被用于治疗 PHN 的抗抑郁药主要包括三环类抗抑郁药和新型的抗抑郁药。三环类抗抑郁药可分为仲胺和叔胺类。仲胺类是相对选择地抑制去甲肾上腺素再摄取，药物主要是去甲替林和地昔帕明。叔胺类是通过对去甲肾上腺素和 5-羟色胺平衡的抑制，常用的为阿米替林和丙咪嗪，它们有抗胆碱的不良反应。新型的抗抑郁药也是通过对去甲肾上腺素和 5-羟色胺平衡的抑制，但无典型的三环类药物的抗胆碱的不良反应，主要包括文拉法辛和度洛西汀。研究显示对去甲肾上腺素和 5-羟色胺都有作用的抗抑郁药似乎对 PHN 的效果更好。阿米替林仍是治疗 PHN 最有效的药物。研究表明三环类抗抑郁药的镇痛作用并不依赖于它们的抗抑郁作用，它们的有效剂量也小于治疗抑郁时的剂量。

Hempenstall 等对抗抑郁药治疗 PHN 的系统性回顾性研究发现，对于三环类抗抑郁药，其不良反应较轻微，主要是头晕、镇静和抗胆碱作用（口干、便秘），且其更容易出现在上调剂量时。地昔帕明还有出现左束支传导阻滞的报道。

3. 抗癫痫药（或抗惊厥药） 抗癫痫药能够增加抑制性神经递质，减少兴奋性神经递质，调节阳离子通道的传导，目前最常用于治疗 PHN 的抗癫痫药主要是加巴喷丁和普利巴林。

加巴喷丁是最早用于神经源性疼痛的抗癫痫药，它在结构上类似 GABA，是一种参与疼痛调节和传导的神经递质，其确切作用机制尚未明确。目前认为主要是结合到电压门控 Ca^{2+} 通道的 $\alpha_{2\delta}$ 亚单位，从而抑制脊髓背角神经元谷氨酸的释放而发挥作用。加巴喷丁不在肝代谢，未发现与其他药物之间有相互作用，因此被认为是一种相当安全的药物。其镇痛效果呈剂量依赖性。Rowbotham 在一项历时 8 周的多中心、随机、双盲研究中，对 229 例带状疱疹后遗痛患者进行治疗，结果显示加巴喷丁治疗带状疱疹后遗痛有效。患者加巴喷丁最大量达 3 600mg/d，疼痛评分（11 分 Likert 标度）明显下降（从 6.3 下降到 4.2）（P < 0.001）（而对照组从 6.5 下降到 6.0），睡眠质量得到改善，第二次疼痛评分也明显降低（P < 0.001）。大多数患者对加巴喷丁耐受，常见不良反应有嗜睡、眩晕、共济失调、水肿。

普瑞巴林（pregabalin，商品名"乐瑞卡"）是最近在中国获准上市的新药，性质与加巴喷丁相似，治疗带状疱疹后遗痛效果优于加巴喷丁，血药浓度较快达到目标水平，而不良反应较少。其确切机制尚不明确，应该与加巴喷丁类似。

4. 镇痛药 中枢性镇痛药如曲马朵，可用于治疗轻中度的 PHN。一项随机对照研究证实口服曲马朵控释片（平均滴定剂量 275.5mg/d）对 PHN 有明显的疗效。

对于重度疼痛的患者，可使用麻醉性镇痛药。有人推荐在需要时可每 6 小时予以 30～60mg 可待因。在控制 PHN 时，一些研究显示阿片类药物如羟考酮和吗啡，与安慰剂比较可明显地减轻疼痛，不良反应主要包括恶心、便秘、镇静和食欲下降。

5. NMDA 受体拮抗剂 NMDA 是一种涉及中枢和外周疼痛通路有关的复杂性受体，可维持神经元的兴奋性，对神经损伤后疼痛的发生和维持有促进作用。氯氨酮可部分阻滞 NMDA 受体，对 PHN 起到止痛效果，但它可能产生比较严重的副反应，如疲劳、眩晕等；右美沙芬有止痛作用，但小剂量产生的止痛作用不能持久；美沙酮既可阻滞 NMDA 受体，也有阿片样止痛作用，是一种具用潜在治疗价值的药物。

6. 其他药物

（1）糖皮质激素：早期小剂量应用糖皮质激素可减少 PHN 的发生，但对病程较长者疗效欠佳，且糖皮质激素的禁忌证和不良反应较多。

（2）利多卡因：被提倡用于治疗许多类型的慢性神经源性疼痛，包括带状疱疹后遗痛，报道结果令人兴奋。然而，还缺乏口服抗心律失常药治疗带状疱疹后神经痛的疗效的权威性研究。

（3）神经妥乐平：可通过激活疼痛的下行抑制系统、抑制缓激肽的游离等达到止痛效果，还可通过扩张外周血管，加速神经损伤修复。赵华等的研究发现神经妥乐平 10.8U/d 使带状疱疹后遗神经痛明显改善，并具有快速起效、长时间止痛作用。

（二）神经阻滞治疗

1. 脊神经阻滞 神经根受累是带状疱疹后神经痛的一个典型特点，在早期使用感觉神经阻滞减轻疼痛。神经阻滞主要用于带状疱疹后神经痛的诊断和预后的判断,尤其是在神经毁损前作为一判断预后的方法。

2. 交感神经阻滞　交感神经阻滞可减轻疼痛,尽管效果是暂时的,可能在短于 2 个月的神经痛患者中获得较好疗效。星状神经节和三叉神经干的阻滞常用于治疗三叉神经带状疱疹。

3. 硬膜外阻滞　硬膜外注入皮质醇对各种腰骶 PHN 有效。硬膜外阻滞可用于治疗颈 5 节段以下的带状疱疹。

(三) 神经毁损治疗

对于 PHN 患者,神经毁损主要是针对周围神经、脊神经、脊神经后根和半月神经节及交感神经节,常在预测性阻滞显示有效时才进行神经毁损。常用的毁损方法可分为物理性和化学性毁损。

1. 化学性毁损　化学性毁损包括 50% 的乙醇、95% 的乙醇和 6% 的苯酚。应用乙醇发生神经炎的可能性高于苯酚,这与穿刺针位置不正确或药物泄漏在感觉神经周围有关。作用的时间可从几天到几年,通常为 2~6 个月。

2. 物理性毁损　目前国外使用最为广泛的一种物理毁损方法是射频毁损,通过电流致神经纤维治疗性热损伤,破坏神经纤维而阻断神经冲动的传导。很多作者认为射频毁损比化学性神经毁损要优越,因为后者的扩散不易预测,阻滞范围不易控制,射频损伤面积较小,易于控制。脉冲射频的射频针尖的温度控制在 38~42℃,不仅避免了高温对神经的热损伤,而且不影响神经信号的传导,具有微创、镇痛迅速、疗效确切、不良反应少等其他传统治疗方法无法比拟的优点,为疼痛治疗开辟了广阔的应用前景。射频毁损不仅可用于外周神经,还可用于脊髓中的传导束,如脊髓丘脑束及大脑中的一些核团来治疗某些顽固性疼痛。

(四) 物理治疗

1. 微波治疗　微波具有增加局部血液循环,加速新陈代谢,降低感觉神经兴奋性的作用,从而减轻患者疼痛。

2. 激光治疗　常用氦-氖亚激光治疗,早期应用低能量激光照射可预防 PHN 的发生。氦-氖亚激光可增强机体细胞和体液免疫功能,激活单核巨噬细胞系统,增强白细胞吞噬功能,具有抗炎消肿等作用;使激肽、5-HT 等致炎致痛物质活性降低,激活内源性咖啡样抗痛物质,整合中枢神经的痛觉信号起到镇痛作用。

物理治疗无痛苦,方法简便,患者顺应性强。

(五) 神经调控治疗

(1) 经皮神经电刺激 (TENS) 用小波宽、低强度电刺激,兴奋大的有髓的初级传入神经纤维 (A 纤维),在脊髓背角激活抑制环路,减少 C 纤维的伤害感受性冲动的传导。对 PHN 有一定的疗效。

(2) 脊髓电刺激 (SCS) 对 PHN 也有一定的疗效。若疼痛位于肢体,疗效较好;若疼痛位于躯干,疗效较差。

(3) 运动皮层刺激可用于治疗颜面部 PHN,有效率约为 60%~70%。

(4) 中枢靶控输注系统植入术对 PHN 也有一定的疗效,尤其是随着可乐定、罗哌卡因等对神经源性疼痛有效的药物的使用,该治疗在 PHN 中的应用将有更广阔的前景。

（六）心理治疗

PHN 患者均可伴有不同程度的心理障碍，如焦虑、紧张、抑郁、异常人格特性甚至自杀倾向，而这些心理障碍又会在不同程度上加重患者的疼痛，只有进行有效的心理治疗，才能减轻患者疼痛。心理治疗方法包括认知行为治疗、松弛治疗、操作行为治疗、生物反馈治疗。对于疼痛所导致的复杂性心理问题，近年来许多临床研究表明：认知行为治疗对慢性疼痛有较好的治疗效果。

认知行为疗法的目的不仅局限于减轻患者的疼痛，同时通过改变患者对己、对人或对事的看法来改变疼痛造成的心理问题，提高患者的生命质量。

目前临床常用的认知行为疗法的技能训练主要有解决问题、放松练习、注意力训练等。

（1）解决问题：让患者把生活中的各种问题按急缓程度排序：家庭、职业、人际关系、娱乐、经济状况、身体健康。这样患者就会意识到疼痛只是生命中需要解决的一个问题而不是生命的决定因素，从而降低患者对疼痛的恐惧和焦虑，增强了康复信心。

（2）放松练习：这是一种通过自我调整训练，由身体放松而引起整个身心放松，从而消除紧张的行为训练技术。要求患者交替收缩或放松自己的骨骼肌，同时体验自身肌肉的紧张和松弛程度以及有意识地去感受四肢和躯体的松紧、轻重、冷暖的程度，从而取得放松的效果。目前，放松疗法种类繁多，学习放松术的途径也不是唯一的，要根据不同患者的不同需要选择一种更行之有效的放松疗法。

（3）注意力训练：对刺激的注意程度同样是影响疼痛的重要因素。当注意力高度集中于某事时，意识对疼痛的警觉减少，疼痛也随之降低。因此注意力转移可以减轻疼痛。首先，告诉患者：人可以在某一段时间把注意力集中在某一特定事件上（可以举"选择电视频道"的例子；我们一次只能关注一个频道，注意力好比遥控器）。当患者能够很好地控制注意力时，接下来就要指导患者进行注意力转移训练：想象自己处于一个美丽安静的环境中或鼓励其描述过去的成功经历，并与患者一同分享成功的快乐，分散其对于疼痛的关注从而减轻疼痛。

五、预防

带状疱疹后遗神经痛的治疗到目前为止不甚满意，患者异常痛苦，目前许多学者将目光投向对带状疱疹后遗神经痛的预防。

目前值得肯定的是早期应用抗病毒药物可抑制病毒控制炎症的发展，缩短疗程，降低PHN 的发病。常用药物包括阿昔洛韦、万乃洛韦和泛昔洛韦。阿昔洛韦能降低新皮损的形成，加速旧皮损的愈合，并且多数研究表明其益于降低 PHN 的发生率。新近更多的荟萃分析证明阿昔洛韦能够显著缓解带状疱疹急性期疼痛。万乃洛韦和泛昔洛韦亦有相似的研究，均证实能够加速皮损的愈合，明显减轻带状疱急性痛，能够减少 PHN 的发生率，缩短 PHN 的病程。抗病毒药物原则应在皮疹出现的 72 小时内给药，在前驱期或皮疹出现 48 小时内给药效果更佳。亦有研究认为早期应用抗病毒药物能降低疱疹急性期疼痛、缩短疱疹急性期，但并不能预防疱疹。

此外，还有研究显示 VZV 疫苗对 PHN 有一定的预防作用。2005 年 Oxman 等研究认为Oka/Merck 疫苗不但能够减少疱疹急性期症状，而且还能显著降低 PHN 的发生，提示疫苗可能预防 PHN 的发生。另外，急性带状疱疹康复期患者的血清抗体可有效抑制 VZV 的增殖，缓解病情，并可能降低 PHN 的发生。

（于金花）

第三节　糖尿病性神经病

糖尿病是周围神经病变中最常见的病因。在 1887 年，Pryce 在一位糖尿病患者身上同时从临床和病理生理两方面描述了疼痛对称性发生的多发性周围神经病。糖尿病性神经病是糖尿病最常见的并发症之一，但肌电图、神经传导速度及脑诱发电位的检查发现早期轻微神经系统改变的发生率可高达 92%～96%。糖尿病性神经病可累及感觉、运动和自主神经，多以感觉性症状为主。疼痛是糖尿病性神经病的常见症状之一，因此也称为糖尿病痛性神经病（painful diabetic neuropathy，PDN）。病变主要见于周围神经、脊髓后根，亦可见于脊髓后索及肌肉，病理表现为神经纤维节段性脱髓鞘性变化，轴索膨胀变性、纤维化及运动终板肿瘤等。早期诊断早期治疗可降低糖尿病性神经病的发病及发展。

一、发病机制

糖尿病性神经病的发病机制尚未完全阐明，现在认为主要与糖尿病引起的糖、脂肪、磷脂等代谢障碍及由于周围神经等的滋养血管的动脉硬化、中外膜肥厚、玻璃样变性甚至闭塞等血管性障碍有关。起病初主要是与高血糖有关的代谢性神经病有关，高血糖可使位于雪旺细胞内的醛糖还原酶活性增加，将过多的葡萄糖催化生成山梨醇，山梨醇脱氢酶再将其氧化为果糖，山梨醇和果糖都是高渗性物质，它们在神经细胞内的积聚过多可引起神经细胞内的渗透压增高，造成水钠潴留，致使神经细胞水肿、变性、坏死，并引起神经纤维脱髓鞘和轴索变性。但血糖的控制与神经病情并不一致，说明存在其他因素。血管性病变可能是造成糖尿病性神经病变的重要原因之一，高血糖可使血管结构蛋白和胶原蛋白发生非酶性糖基化，使小动脉和毛细血管的内皮细胞增生，内膜、基底膜增厚，毛细血管通透性增加，轻则影响微循环，使神经组织损伤；重则引起管腔变窄，血液黏度增高，血流淤滞，甚至形成血栓，使神经组织缺血、缺氧。脂质代谢异常和血管活性因子减少可能也参与了糖尿病神经病变的发生发展。此外，糖尿病神经病变还与醛糖还原酶、对氧磷脂酶的基因多态性以及一氧化氮合酶、有丝分裂原活性蛋白激酶基因表达增加有关。

二、临床表现

临床表现除有糖尿病的多饮、多食、多尿、消瘦、疲乏、血糖升高及糖尿等症状外，神经系统也有明显的症状和体征。糖尿病性神经病根据病变特点可以分为五种临床类型：①糖尿病性自主神经病变；②糖尿病性多发神经病变；③糖尿病性单神经病变；④糖尿病性神经根病变；⑤糖尿病性肌萎缩。

1. 糖尿病性自主神经病变　自主神经病变常与感觉性神经病的发生相关。尽管自主神经的临床评估大多限于心血管系统和泌尿生殖系统，然而自主神经病变在各系统均有表现。病理及临床症状表明，患者的交感和副交感神经的传入和传出纤维均可受累。①在心血管系统：患者在活动、深呼吸时心率的调节反应减弱，甚至心脏完全性失神经，心率固定；由于交感缩血管神经变性，站立时窦弓反射减弱，心率增加不明显，不能调节动脉压的明显降低，发生直立性低血压，严重者产生头晕、黑朦、晕厥等症状；其他可表现为静息性心动过速、无痛性心肌梗死、猝死等。②在泌尿生殖系统：尿意减弱、排尿次数减少、膀胱容量增大，形成低张力性膀胱，排尿困难，易发生尿路感染和肾功能障碍；男性患者常见阳痿、逆行射精等性功能障碍。③在胃肠道系统：迷走神经对消化道的调节功能减弱，引起食管蠕动和胃排空能力减弱，表现为上腹不适、饱胀、恶心、呕吐、腹泻、便秘等；由于胆囊收缩功能减弱，易发生胆石症、胆囊炎。④眼：可表现为瞳孔缩小、扩张障碍等。在神经内分泌系统，可有胰多肽、生长抑素等激素水平的改变。另外，患者可有出汗异常：下肢无汗而头、手、躯干大量出汗，进食时明显，即"味觉性出汗"。

2. 糖尿病性多发神经病变　多发神经病变是糖尿病性多发神经病变中最普遍的类型。患者常主诉肢体远端对称性麻木、感觉迟钝或疼痛，疼痛多为隐痛、刺痛、烧灼痛，夜间尤甚。大多起病隐匿，自下向上进展，下肢较重。部分患者可能有感觉过敏，偶尔有不宁腿综合征。体检可发现袜套、手套式感觉减退或缺失，跟、膝腱反射减弱或消失。小纤维受累为主者，常有痛温觉和自主神经功能减弱，可在感觉障碍较严重的部位即趾骨、足跟、踝关节等处发生溃疡，形成经久难愈的"糖尿病足"，给患者造成极大的痛苦；有的患者趾关节、跖趾关节发生退行性病变，形成 Charcot 关节。大纤维受累为主者，可表现为行走不稳、容易跌倒等感觉性共济失调。

3. 糖尿病性单神经病变　糖尿病能引起多种中枢和周围神经病变。糖尿病患者脑神经麻痹的发生率明显高于非糖尿病患者，以动眼神经麻痹最为多见，可单发、也可双侧受累，患者常主诉突发的眶周剧烈疼痛合并复视，检查显示眼肌麻痹，可存在特征性的上睑下垂。其次为滑车、外展、面神经麻痹，可表现为多组脑神经受损。最常发生的周围神经损伤为尺神经、正中神经、股神经和腓总神经，多为亚急性或慢性起病，可对称，也可单发，表现为下肢肌肉萎缩、疼痛，肌力减弱。另外，患者可有多处嵌压性神经病，常见挤压部位易患性增加，出现多处压迫性麻痹，如腕管综合征（压迫正中神经）、肘管综合征（压迫尺神经）、跗管综合征（压迫胫神经）。

4. 糖尿病性神经根病变　是糖尿病病变中很突出的但很少被了解的一种。多发性神经根病变可侵及胸壁、腹部、背部、大腿前侧、臀部和足部，可为双侧的、对称的，也可能为单侧的，通常病史中会有相关性的突发的胸、腹、背或四肢疼痛，可有感觉迟钝、感觉缺失。累及下肢时，可能会有膝腱反射和跟腱反射消失。

5. 糖尿病性肌萎缩　也称糖尿病性脊髓病，是一种特殊的临床综合征。可表现为类似慢性脊髓灰质炎的脊髓前角细胞损害，脊髓痨样后根、后柱损害，及与亚急性脊髓联合变性相似的后索及侧索变性。患者常有严重的疼痛和近端下肢、臀部、大腿前侧无力或者远端四肢无力。疼痛通常不对称，首先发生在一侧肢体，逐渐发展，到后来累及对侧的肢体，常不累及上肢。常有骨盆带、肩胛带及四肢近端肌肉萎缩。糖尿病伴低血钾时可有低钾性麻痹。这些改变多认为系糖尿病性血管引起的持续性脊髓供血不足所致。

三、辅助检查

由于电生理检测技术的不断改进，糖尿病性神经病的诊断阳性率逐渐提高。实验室检查可以明确有无病变、确定病变范围、病变程度、判断预后，并可发现亚临床病变，对早期诊治提供依据。肌电图呈神经原性改变，神经传导速度（NCV）、末端运动潜伏期（DML）可反映神经病的脱髓鞘特性，呈现为 NCV 减慢、DML 延长；而运动或感觉动作电位波幅下降，反映轴突丧失。大多数报道显示下肢受累早于上肢、远端重于近端、感觉神经异常早于并重于运动神经异常，与临床表现一致。近年来，F 波、H 反射、体感诱发电位（SEP）在糖尿病性神经病领域中的应用，为诊断神经病变提供了新的工具。腓肠神经活检：对临床症状不典型的神经病，有鉴别诊断意义。血糖、肾功能检查也是必要的。糖化血红蛋白是由血红蛋白与细胞内外的蛋白质结合而成，可反映近期（1~3 个月）的血糖代谢状况。大多数文献均表明其与电生理检测结果呈负相关，比空腹血糖和餐后 2h 血糖更为可靠。

四、诊断依据

临床有糖尿病基础，存在周围神经损害的症状、体征或电生理检测的异常，并排除其他原因引起的肢体麻木、无力、疼痛，即可诊断糖尿病性神经病。

五、鉴别诊断

1. 系统性红斑狼疮（SLE） SLE 是由于自身抗体和免疫复合物导致的多系统病变，其中约 50% 累及中枢神经系统，也可出现脑神经麻痹和多发性周围神经病等。CSF 中淋巴细胞轻度增高，蛋白可轻度增高。SLE 患者脑内多有血管病变和损害周围神经。主要为小动脉和微动脉受累，光镜下可见玻璃样变性、血管周围炎性浸润以及内膜增厚，血管壁坏死和纤维素沉积，血管腔内有血小板和纤维蛋白血栓。一些患者神经系统症状和体征有自发性缓解，提示血管病变所致的缺血是可逆性的，并非永久性的损害。免疫异常在发病机制中起着重要作用。

2. 血管源性神经病 系指一类由于供给周围神经的血管病变而导致的缺血性神经病。常见于结节性多动脉炎、伯格病、淀粉样变性、动脉粥样硬化、机械性压迫等。由于病因、病程、病情严重程度、累及范围不同，故临床表现也有较大的差异。其共同特点是临床病情与神经缺血严重程度、累及范围具有平行关系。

3. 高血糖性神经病 见于初诊为糖尿病的患者及血糖控制不佳的患者，有时诉下肢远端有麻木等不快的异常感觉。经治疗血糖恢复正常时，以上症状迅速消失，治疗开始前的神经传导速度减慢也常迅速改善。可以认为糖尿病患者的高血糖水平与末梢神经功能异常是相关的，治疗可使神经症状迅速改善，提示本病的病理不是神经纤维变性和脱髓鞘，而是代谢障碍。

六、治疗

控制疼痛是糖尿病性神经病变中最困难的处理措施之一。考虑到疼痛常伴抑郁，因此，充分认识潜在的抑郁并加以治疗成为患者必不可少的部分。大多数糖尿病的自然病程是疼痛自然缓解。

1. 严格控制高血糖 应控制饮食，控制血糖，纠正体内代谢紊乱，这是糖尿病性神经病治疗和预防最根本的措施。神经病变与高血糖有关，即使是近期出现的高血糖或一日之内血糖波动较大，都可使神经传导速度减慢，因此糖尿病神经病变治疗的基本原则是控制好血糖。对高渗性昏迷、酮中毒昏迷及低血糖性昏迷应积极抢救。

2. 药物治疗

（1）维生素：大剂量 B 族维生素、烟酸等药物可促进神经功能的恢复。维生素 B_1、维生素 B_6 等缺乏可发生神经病变，但试用维生素 B_1、维生素 B_6 及维生素 B_{12} 治疗均无肯定效果。维生素 B_{12} 的衍生物甲钴胺 – 弥可保每次 500μg，每日 3 次口服；针剂，每次 500μg，一周 3 次肌内注射，可有一定疗效。

（2）镇痛药物：镇痛药治疗疼痛性糖尿病性神经病变尽管可短期用于自限性的症状，但效果不佳。临床试验证明用布洛芬或舒林酸对于缓解神经病理性疼痛是有效的，但对于使用阿片类药物仍存在争议，因其作用不确切，可致成瘾和便秘，能加剧自主性神经病的症状。

（3）抗抑郁药：三环类抗抑郁药作为神经性疼痛辅助药物已有很长时间了，它们被认为能够阻断神经对去甲肾上腺素和 5 – 羟色胺的再摄取，因此具有抑制伤害性传导通路神经递质的作用。阿米替林 25mg，每日 2 ~ 3 次，或丙米嗪，50 ~ 100mg 睡前服，有利于睡眠，但较强的抗胆碱能不良反应也限制了使用。5 – 羟色胺再摄取抑制药也被证实对神经性疼痛有效，常用帕罗西汀、舍曲林等药物。

（4）抗惊厥药和抗心律失常药：抗惊厥药和抗心律失常药在治疗周围神经痛时常在三环类抗抑郁药之后作为二线药物使用。这些药物可减少自发性放电导致的初级伤害性感受器的细纤维的损害。卡马西平每次 100 ~ 200mg，每日 2 ~ 3 次，对锐痛较有效，对钝痛疗效不佳。加巴喷丁能够缓解与糖尿病变相关的疼痛，但价格较贵。利多卡因能够缓解顽固性疼痛，并能维持很长时间。其他如辣椒素、可乐定、右美沙芬等药在部分患者也取得了一定疗效。

（5）其他：用血管扩张药、醛糖还原酶抑制药、肌醇、乙醚 – L – 肉碱、抗自由基制剂、神经营养因子、前列腺素等药物治疗，对临床症状或电生理改变有不同程度的改善。

3. 理疗　脉冲电刺激可能对于减轻糖尿病性神经病的烧灼样疼痛有效。在腰部的局部皮肤使用经皮神经电刺激对一些患者有效。电针疗法对于缓解慢性糖尿病性神经病变的疼痛也有效。脊髓电刺激为缓解慢性糖尿病性神经病变疼痛提供了一条新的、有效的途径，并可改善运动耐量。

4. 骶管阻滞　骶管阻滞作为临床常用的麻醉方法，具有操作方便、起效迅速、镇痛完善、对患者生理功能干扰轻微等优点。骶管阻滞治疗糖尿病性神经病变，不仅能够明显缓解下肢疼痛、肢体麻木等临床症状，还可以通过扩张下肢血管、改善神经纤维营养代谢，使受损的神经纤维得以修复。骶管阻滞时可以采用低浓度局麻药（利多卡因或布比卡因）混合小剂量阿片类镇痛药（芬太尼）及维生素 B_{12} 或其衍生物进行骶管阻滞，一般注药后约 10min 下肢疼痛即可缓解。骶管阻滞治疗期间，局麻药的作用可使患者的下肢有不同程度的麻木感，但由于使用的局麻药浓度较低，不影响患者下肢活动。下肢血管的扩张可使患者的血容量相对不足，因此除补足液体外，应减少患者活动，避免发生直立性低血压。

5. 对症治疗　对疼痛、腹泻、阳痿、神经源性膀胱、直立性低血压采取对症治疗措施。如胃轻瘫可用胃动力药，如多潘立酮每次 10mg，每日 3 次；尿潴留可用针灸、按摩或新斯的明 0.5mg，肌内注射，必要时可行导尿术、保留导尿术或膀胱造瘘。

（于海玲）

第四节　中枢性疼痛

中枢性疼痛（central pain）作为专业术语在20世纪中期已经提出，20世纪70年代才开始对此有所研究和认识。目前对中枢性疼痛尚无统一的定义，概念也众说不一，较为混杂。国际疼痛学会（IASP）提出的中枢痛的新概念为由中枢神经系统的病变或功能失调所引起的疼痛。这里的核心是由于中枢神经系统内的原发过程，而不是外周引发的疼痛，外周引发的疼痛虽伴有中枢机制，但也不属于中枢痛。如臂丛撕脱、幻肢痛引发的疼痛，虽有中枢机制，但并不属于中枢痛。中枢性疼痛常发生于老年人，引起中枢性疼痛的病灶多位于脊髓、脑干、丘脑、大脑皮质、皮质下等痛觉传导通路，其中以丘脑病灶引起的丘脑痛发生率最高。其临床表现为发作性或持续性烧灼、针刺样剧烈疼痛，任何轻微刺激皆能触发，刺激强度与疼痛程度不成比例，其发作常延迟于诱发因素之后。以疼痛学分类，可将其归于神经病性疼痛、神经源性疼痛或全身性疼痛，表现形式多为慢痛。中枢性疼痛在解剖学上分为脊髓相关的疼痛和脑相关的疼痛，两者表现的症状和体征可能完全不同。其代表性疾病是丘脑痛、瓦伦伯格综合征、脊髓损伤后疼痛、卒中、多发性硬化等。另外，也有将由于神经症、精神分裂等疾病引起的精神（心理）疼痛归属于中枢性疼痛。

脊髓相关的疼痛与脑相关的中枢性疼痛流行病学是不同的。脊髓相关的疼痛最主要的原因是外伤，其中交通意外是最常见的，占60%～70%。其他少见的原因是手术治疗不当、炎症、肿瘤、血管病及先天性疾病。而脑相关的中枢性疼痛主要原因是血管病，少见的原因有肿瘤和炎症。

中枢痛的具体病因主要有：脑脊髓的血管意外如梗死、出血、血管畸形等，可有急性和慢性进行性病变；多发性硬化，即脑桥、延髓或脊髓的多发性硬化或肿瘤；外伤性脑损伤，如子弹穿透伤、交通意外等；脊髓空洞症、延髓空洞症，常导致中枢痛，但与病变发生速度的缓急无关；脑脊髓脓肿、肿瘤；病毒、梅毒引起的脊髓炎；癫痫；帕金森病；卒中，病变大多在丘脑。

一、发病机制

中枢性疼痛的机制与外周伤害性疼痛的机制明显不同。一般外周组织病变和损伤所造成的伤害性刺激经上行传导束到感觉皮层，都会产生即时的定位准确的疼痛感，因果关系较为明确。例如遇到手部刀割伤，几乎所有人（特殊情况除外）都会感到性质相同的十分明确的疼痛，只是个体的耐受性有差别。与此不同的是，在中枢神经系统内沿脊髓、脑干、丘脑到皮质的传导通路上几乎任何部位的病理损害都有产生中枢性疼痛的可能，但是即使是上述相同结构的相同病理损害，却只有部分患者出现中枢性疼痛，即因果关系不十分明确。因此，不能用伤害性冲动传入模式及疼痛的闸门机制解释中枢性疼痛。临床观察到中枢性疼痛存在明显的个体差异，心理和社会因素也起着重要作用。最近的研究表明中枢性疼痛的病理生理很复杂。中枢性疼痛常与丘脑的腹后外侧核有关。丘脑是将来自脊髓和脑干的各种感觉信息向大脑皮质传递的中继站，并对疼痛信息进行初步整理、记忆和储存。丘脑损伤后，这些储存在丘脑的疼痛信息就会失控地不断提供给大脑而产生疼痛感。这主要是因为丘脑至大脑皮质的传导功能发生改变，包括抑制性和敏感性缺失。一种可能的机制是正常情况下不会激活痛觉神经元的阈下刺激使这些神经元产生了放电。损伤后，未受累的温度觉神经元兴奋后可激活痛觉神经元，从而引发疼痛。尽管丘脑病变仍是主要原因，但是大脑皮质病变也是导致中枢性疼痛的一个重要原因。临床证据表明在中枢神经传导路径完全阻断（如脊髓断裂）的情况下，大脑仍能感到类似来自远端肢体伤害性刺激所引起的疼痛，这种疼痛感觉往往延迟于损伤之后，并持久存在。边缘系统参与疼痛的情绪反应，心理因素和情感反应在中枢性疼痛中所起的作用远远超出在其他伤害性疼痛中所起的作用，这一现象已得到广泛认识，并得到临床治疗的证实。

脊髓后角胶状质（板层Ⅱ、Ⅲ）是痛觉信息处理的主要初级部位，当脊髓损伤后，后角对痛觉信息的调控功能发生改变，在没有伤害性刺激传入的情况下，非伤害性刺激（机械压迫或温热刺激）也可产生明显的痛觉体验，即非痛信息对痛信息的易化作用。当脊髓完全离断时，因缺乏远端传入信息，而使正常的疼痛抑制控制机制被消除，主要体感投射通路上的神经元会产生异常的高频发放，从而产生痛感。

新近的研究表明，在中枢神经系统内（特别是在脊髓内）N－甲基－D－天冬氨酸（NMDA）受体对疼痛调制机制起重要作用。NM－DA受体是一种兴奋性氨基酸受体，不仅在脊髓伤害性刺激的传导中具有重要作用，而且是介导病理性脊髓损伤的关键受体。实验表明，NO和NMDA共同参与温热刺激的过敏反应。

二、临床表现

中枢性疼痛经典的三联征为：固定位置的烧灼样疼痛、对冷刺激异常的感觉以及接触可加重疼痛。不论产生于脑水平的损害，还是脊髓水平的损害，都有以下共同特点：疼痛可能累及身体的很大部分，或局限在某个位置，疼痛的区域常与躯体感觉障碍或消失的区域部分或全部一致，即临床检查时发现有感觉减退或感觉丧失的肢体而为患者主诉疼痛的肢体。疼痛常延迟于原发性损害（诱发因素）之后立即出现或延迟几年，长达2~3年。大多数自发性中枢痛是持续存在的，并没有无痛间隔。疼痛的性质与外周神经损害所致的非传入性疼痛相类似，患者描述的常为持续性钝痛、麻刺样痛、烧灼样痛或束带紧箍感，有时可有短暂性刀割样或电闪样急性疼痛发作。疼痛的强度从低到极高不等，即使疼痛强度轻或中等，患者评价这种疼痛也是严重的，这是因为其难忍性持续性给患者带来痛苦。皮肤刺激、身体运动、内脏刺激、神经和情绪的改变均可加重中枢痛。患者大多伴有痛觉超敏，即正常情况下不产生疼痛的刺激，如触、轻压、温热、稍冷而诱发疼痛。

中枢性疼痛的患者常有明显的原发性中枢神经系统病变的体征，如深浅感觉障碍、运动功能障碍、反射异常等，患者可能有肌无力的迹象，这可能是由已知的神经损伤或患病部位的损伤引起的。患者多有躯体感觉异常，可作为中枢痛患者的诊断依据，主要有以下感觉异常：感觉减退、感觉过敏、感觉异常和感觉迟钝、麻木、反应潜伏期延长、后感觉、积累等。

三、诊断依据

根据特定的病史和患者对疼痛的描述常可以作出诊断。患者有中枢神经系统疾病史，如卒中、多发性硬化症、脊髓外伤、脊髓空洞症等。临床表现为神经病理性疼痛的特点，有明显的原发性中枢神经系统病变的体征和感觉异常。脑脊液化验，表现为原发神经系统疾病的特点，炎性反应较常见，如细胞数增多、蛋白增高等。CT、MRI 可显示神经系统损伤的征象。肌电图可表现为受累神经传导速度减慢。定量感觉测定（QST）可表现为各种感觉异常。临床上需作伤害感受性和心理性中枢痛的鉴别诊断。

因疼痛是患者个人的主观感受，难以用客观指标来衡量。因此，迄今尚无一种行之有效的客观疼痛评定方法。目前常用的疼痛评估法多采取患者描述或问卷量表的形式，同样适用于中枢性疼痛的评估。临床上多采用较为简便实用的方法，如视觉模拟评分法（VAS）、简式 McGill 疼痛问卷（MPQ）评定法、六点行为评分法以及疼痛整合评分法等。

四、治疗

尽管最近关于中枢神经系统损伤所致疼痛的病理研究已很深入，但中枢性疼痛治疗仍是个难题，在治疗中所做的努力更多的在于减轻或缓解疼痛，而难以达到消除疼痛。部分中枢性疼痛有可逆性，有些脑卒中后或脊髓炎所致的中枢痛不经特别治疗或经一般对症治疗后可缓解。一般病程多达 4 个月至半年以上。对于中枢痛，尚无通用的、非常有效的治疗方法，目前治疗脑卒中后疼痛已经不局限于某一种疗法，而是采取综合治疗的方法。治疗方案应包括药物治疗、物理疗法和心理支持疗法等。

1. 原发病治疗　中枢性缺血性疾病往往经扩张血管、降低血液黏度、改善脑供血治疗后，一些患者的中枢性疼痛症状会有所缓解。多发性硬化或急性脊髓炎经系统性内科治疗后，疼痛症状也会明显缓解甚至消除。

2. 药物治疗　治疗中枢性疼痛的药物主要有以下几类。

（1）镇痛药：①应用中枢性非阿片类镇痛药，少数患者的疼痛有一定程度的减轻。目前常用药物有：曲马朵、右旋美沙芬、可乐定、对乙酰氨基酚等。曲马朵为中枢神经系统抑制药中的非成瘾类镇痛药，结构与阿片类衍生物有相似之处，治疗剂量不具有阿片类药物的不良反应。目前认为有前景的是中枢性镇痛药受体拮抗药和中枢性 α_2 – 肾上腺素受体（α_2 – AR）激动药。兴奋性氨基酸的 NMDA 受体拮抗药氯胺酮对中枢性疼痛有确切的治疗效果，已用静脉滴注、口服方法进行治疗，右旋美沙芬临床应用也已见明显疗效。可乐定为 α_2 – AR 激动药，近 10 余年有关可乐定在镇痛方面的研究日益增多，临床上与其他镇痛药合用可减少后者的用量。②对于严重的顽固性中枢痛，在其他类镇痛药治疗无效的情况下，可选用阿片类药物，常用的有吗啡控释片（美施康定）、羟考酮缓释片（奥施康定）等。但是阿片类药物提供的镇静作用多于镇痛作用。③非甾体消炎镇痛药抑制前列腺素（PG）的合成，减弱伤害性刺激的传入而达到镇痛作用，以往认为此类药物对中枢性疼痛无效，近来有报道使用此类药物后，有些患者的中枢性疼痛得到一定缓解，推测可能对脊髓内 PG 的合成有一定的抑制作用。因此，也可在临床上试用。

（2）抗抑郁药：临床资料显示，服用抗抑郁药物有助于缓解某些中枢性疼痛，特别是对情感反应较明显、抑郁问卷评分较高的患者给予抗抑郁药物治疗有时会得到明显效果。常用的有阿米替林 50～100mg/d，每天分 2 次，也可小剂量 10～20mg/d，以前者为普遍，但是其明显的抗胆碱能不良反应明显影响卒中后患者的功能恢复，老年人更容易出现这种不良反应。此外，盐酸氯丙米嗪、帕罗西汀、多塞平等药物也较常用。

（3）抗惊厥药：中枢性疼痛的临床及临床前研究表明损伤的中枢神经系统区神经元的过度兴奋在中枢性疼痛发生中起重要作用，抗惊厥药物通过 γ – 氨基丁酸介导的抑制作用，调整钠钙通道，降低神经元的异常兴奋或抑制兴奋性氨基酸。兴奋性神经元的抑制是抗惊厥药物治疗癫痫和中枢性疼痛的基础，第一代（苯妥英、苯二氮䓬类、丙戊酸盐、卡马西平）及第二代（拉莫三嗪、加巴喷丁、托吡酯）抗惊厥药均用于中枢性疼痛，这些药物被认为与抗抑郁药阿米替林有相同的功效。卡马西平、苯妥英钠，剂量均可从每次100mg，3次/d开始，如镇痛作用不明显可每次再加50mg，但应注意观察其不良反应。

（4）局麻药、抗心律失常药：中枢性疼痛患者的肌张力障碍的治疗很重要，因为对这种肌张力障碍的治疗往往可以使疼痛部分或完全缓解。利多卡因可能是治疗中枢性疼痛最有效的药物，Atta等证明利多卡因可以改善自发性疼痛（如烧灼痛）。利多卡因多采取静脉内1mg/kg试验性一次性注射，继而每30min以1mg/kg的速度缓慢静脉滴注，此后酌情调节。另外，也可口服美西律。

此外，应用一定剂量的苯二氮䓬类药物（地西泮、氯硝西泮）或中枢性肌松药（如巴氯芬、替扎尼定等）也有辅助镇痛作用。尤其是替扎尼丁被认为是一种安全有效地降低卒中后相关的肌肉痉挛和疼痛的药物，并且能保持肌力，提高生活质量。

3. 阻滞治疗　星状神经节及其他部位的交感神经节阻滞可改变中枢痛受累区。脑下垂体阻滞治疗脑卒中后瘫痪性下肢痛、丘脑痛、脊髓及腰椎损伤性下肢痛等中枢痛也取得明显效果。

4. 物理治疗　近年来动物研究资料表明，刺激某类脊髓损伤或周围神经损伤动物的脊髓，可以提高 γ - 氨基丁酸的水平，这种物质是一种神经性疼痛的抑制剂；许多报道和回顾性研究也表明脊髓刺激术可能是治疗脊髓损伤相关疼痛的一种方法。深部脑刺激术已被证明对丘脑综合征有效；有一试验表明皮质刺激术对深部脑刺激术无效的患者可能有效，特别是对顽固的截肢术后的幻肢痛综合征有效。脊髓损伤性中枢痛采用脊髓电刺激、脑深部电刺激（DES），70%有非常满意的效果。物理因子对中枢性疼痛的作用机制可能是：①减少或消除能引起疼痛的感觉系统内细胞的自发性激动；②干扰已受到伤害性刺激影响的感觉系统的信息传入；③增加正常的抑制性机制的活动；④影响大脑皮质对感觉信息的分析，或以较强的可接受的感觉刺激来抑制异常感觉"兴奋灶"。因物理因子没有药物常见的不良反应和成瘾性，应作为首选治疗手段。脊髓脑深部刺激多以脑室管周围（PAG）、脑室周围（PVG）的灰质区为刺激靶区，对于主要表现为单个肢体疼痛或疼痛区域较为局限的中枢性疼痛患者，可在疼痛部位采用经皮电刺激神经（TENS）疗法或调制中频电疗法，高频50～100Hz，低频1～4Hz刺激，反复短列冲动，将此法与放松疗法、心理暗示结合起来，可提高痛阈，减轻疼痛反应。

5. 中医治疗　中医治疗中枢痛多采用针刺治疗。针刺时可产生"酸"、"麻"、"胀"等针感，这些针感信息经脊髓上行传入，在脑的各级水平上激活了与内源性痛觉调制系统有关的结构和中枢神经递质系统，从而产生镇痛效应，这一作用得到我国学者广泛研究工作的证实。临床上除可采用针刺穴位镇痛外，还可用 He - Ne 激光进行穴位照射镇痛，或用强度较大的激光进行交感神经节照射治疗，可有一定的镇痛作用。另外，按摩、拔罐、中药内服外用也有一定疗效。

6. 心理治疗　心理因素在中枢性疼痛中所具有的重要作用已受到广泛重视。应综合考虑患者的社会、家庭背景、文化程度及心理因素，给予患者心理及精神上的支持治疗，并指导家属积极配合，充分理解、帮助患者，采取心理疏导、认识、松弛等心理治疗方法，消除患者的悲观恐惧情绪，学会放松自己。积极配合推拿按摩手法进行肢体功能康复。必要时配合放松疗法、生理反馈疗法、催眠疗法以及药物治疗，可有效地改善患者精神状态，减轻疼痛症状。

7. 手术疗法　当上述各种方法实施后仍不能达到有效镇痛，且疼痛成为患者难以忍受的主要症状并严重影响患者生活质量时，可考虑进行外科手术治疗，但是疗效均不能肯定。

（于海玲）

第五节　幻肢痛

人体解剖学的完整性是进行正常神经系统功能活动和各项生理活动功能的重要基础和前提。如果我们身体某部分由于意外或特殊原因丢失，必然会导致部分周围神经的严重损毁或切断，这时虽然外周神经系统的完整性被破坏，但是人体仍然会程度不同地存在一种对于丢失肢体和神经的知觉，他们会在很长时间内述说对于丢失肢体的感觉和不同程度的疼痛。这是人类在几个世纪前就已经观察到的现象，但是这种现象早期并未引起医学界的重视，直到19世纪后期有研究资料向人们系统介绍手术截肢后对于丢失肢体的形象描述、特殊感觉和疼痛等现象才逐渐唤起医学界的关注和重视。

一、幻肢

幻肢是患者对已被切除的肢体仍然存在某种形式和程度的感觉现象。有人认为幻肢是一种自然现象，临床上患者对于幻肢的体验可能会有比较大的差异性，部分患者对于已被切除的肢体或身体部分有非常清晰或准确的描述，甚至时时刻刻感觉到仍然存在；而部分患者的这种感觉或描述可能比较模糊不清。对于幻肢和幻肢感觉，大部分文献并没有划出明确的界线，但是有人觉得它们是不同的概念，例如幻肢是患者对于已被切除的肢体或身体部分仍然具有实际肢体样的感觉或体验；幻肢感觉是患者关于丢失肢体的各种异常感觉或体验。

二、幻肢痛

根据综合资料报道，临床上许多截肢患者会产生幻肢痛，特别是手术前四肢就有严重疼痛的患者。有人形容幻肢痛是医学上最悲惨的现象之一。实际上，幻肢痛是截肢的患者主观感觉已被切除的肢体仍然存在并伴随有不同程度、不同性质疼痛的幻觉现象的总称。临床上患者许多的困扰其实主要来自幻肢痛，不仅疼痛的程度有很大的差异，疼痛的性质也有很多种形式。患者常常描述为烧灼痛、跳痛、刺痛、钻孔样痛、挤压痛，也可能是隐痛。部分患者幻肢痛会逐渐减轻或自行痊愈，但是有时部分患者会演变成慢性、持续性疼痛，而且会越来越严重。

三、截肢前疼痛和残肢痛

患者在截肢前已经存在的疼痛虽然不同于幻肢痛，但是与幻肢痛的发生、发展及程度有关，如果截肢前已经存在疼痛，他们容易在截肢后发生幻肢痛；如果截肢前存在程度严重的疼痛，则发生幻肢痛的频率可能更高。其中超过一半患者的幻肢痛可能在疼痛部位、疼痛程度、疼痛性质和影响因素等方面与截肢前已经存在的疼痛经历相似。残肢痛也不同于幻肢痛，它是指局限在截肢部位的疼痛，主要与局部瘢痕组织、神经损伤和循环障碍有关，但是常常和幻肢痛症状混合在一起又相互关联，临床上有时要注意区别。

四、幻肢痛的病因和发病率

尽管许多年来研究人员在努力寻找有关幻肢痛的确切病因，根据目前的研究结果来看仍然不能完全确定，但是人们相信手术创伤、缺血或炎症和神经系统（包括中枢神经、外周神经和交感神经）产生的继发性异常改变可能是其最主要的病因。然而，患者在截肢前已经存在的疼痛和患者本身的心理状况也与幻肢痛的发展及预后有一定的关系。近年来，许多研究资料比较集中于神经系统损伤后的变化研究，特别是中枢神经系统的异常变化方面。

根据有关幻肢痛的发病率统计资料综合分析看，临床上大约50%以上的截肢患者会伴有幻肢痛，但是各家报道数据差异比较大，最低为2%，而最高可达97%，平均发生率大约70%（大多数资料报道在60%~90%范围），其中5%~10%的患者出现严重的幻肢痛。其疼痛性质主要为跳痛、刺痛、钻孔样痛、挤压痛、灼痛、拧痛。有的患者伴随有头痛、背痛等其他部位的疼痛。疼痛多为发作性疼痛，阵发性加重。

五、幻肢痛的临床表现

幻肢和幻肢痛是患者接受截肢手术后陆续产生的一种体会和经历过程，部分患者可能只经历幻肢的过程，在短期内逐步从躯体和心理、情绪上恢复到正常人状态或正常生活过程，而不一定发生幻肢痛；但是许多患者在经历幻肢感觉后或幻肢感觉同时可能发生幻肢痛，这种经历会或长或短时间内，甚至有可能终身伴随患者。

（一）幻肢现象

一般说先天性肢体缺失或婴幼儿早期肢体缺失的患者较少发生幻肢现象。但是成年人则明显不同，在接受截肢手术后，患者从心理上难以接受业已存在的事实，而且大部分患者短期内无法摆脱截肢所带来的心理上的创伤。因为截肢不仅使患者丧失了完整的自我，而且外形上与正常人有了明显的差异，同时对于本人而言，可以造成生活和工作的不便，时常需要家人或社会的照顾和关心，这些因素都会使得患者手术前后的心理状态、日常行为或生活、社会关系发生根本的变化。患者通常都会体验到各种各样的幻肢感觉，例如皮肤的麻木、冷热感觉、针刺样感觉、被压迫感觉和痒等；同时截肢手术后许多患者会有对于被截肢体的形状、长度和位置的感觉，所以资料提出幻肢现象在临床上有非常明显的特征，称为"真实的有形感觉"现象。另外有大约一半患者体验过被截肢体的运动感觉，运动的形式可以是自发性、伴随性或随意性等。

（二）幻肢痛

虽然幻肢痛是一种截肢手术后比较常见的临床现象，但是由于目前仍然缺乏系统、全面的研究资料报道，所以大多数临床医师并不十分清楚幻肢痛的性质、规律、程度和伴随症状。

1. 疼痛类型和性质　幻肢痛在临床上常常可以表现为所有类型的疼痛，有些是持续性疼痛或间断性疼痛，也可能是突然发作性剧烈疼痛或阵发性疼痛。大部分幻肢痛的性质呈现为烧灼痛、紧缩样痛、跳痛、刺痛、钻孔样痛、挤压痛或拧痛等。大约1/4的主要经历烧灼性疼痛、跳痛的患者会特别觉得他们的手或脚有一种被置于火焰上近距离炙烤的现象。另外约1/3患者感觉疼痛的同时会主诉非常异样的位置感，如手或脚有难以克服的痛性扭曲感、痛性痉挛、强直或松弛感觉。部分患者可能伴随有头痛、背痛等其他部位的疼痛。

2. 疼痛程度和伴随症状　幻肢痛的疼痛程度可能因人而异，但是临床上一般差异都比较大。部分患者可能仅仅是局部激惹或不适感觉，部分患者却出现剧烈疼痛难以忍受的感觉，这类疼痛常常伴随有感觉异常，由于剧烈疼痛，患者的日常生活、休息、社会活动、睡眠等都会受到明显影响。另外幻肢痛患者常常出现不能集中注意力、情绪低落、睡眠障碍，也会出现不同程度的心理、行为异常变化。

3. 幻肢痛的发展和预后　由于我们还不完全弄清楚幻肢痛的发生、发展过程，因此目前幻肢痛的预后仍然是不可预测的。少数幻肢痛患者的疼痛周期可能比较短暂，常常在数月后逐渐缓解；也有部分患者的疼痛会在一年左右消失；但是大部分患者的疼痛往往持续数年、十年以上，甚至数十年。许多因素会影响幻肢痛患者的临床过程，例如疲劳、失眠、焦虑或抑郁情绪、残肢的冷或热刺激、天气变化等都会使患者的疼痛加重。此外，即使是一些其他日常动作如打哈欠、排小便或大便也会改变疼痛的程度。

4. "触发带"现象　临床上能够发现截肢后不同程度刺激患者体表的某些区域可能诱发幻肢感或幻肢痛，有人称这些特定的区域为"触发带"。这是一个非常值得讨论的现象。一些上肢高位截肢并伴有幻肢感者在双侧面部、颈部、上胸部和上背部可发现多组触发带。如果在触发带加以痛刺激，往往可以引起幻肢痛。截肢后幻肢痛越明显的人，能引起幻肢痛的触发带的数目就越多。虽然触发带的大小可能出现动态改变，但似乎始终与幻肢间有一定的对应关系。如果中枢不同水平持续接受来自损伤神经纤维和体表触发带的伤害性刺激，就可能形成固定的体表触发带现象。

六、幻肢痛的发生机制

多年来人们一直在从多方面对于幻肢痛进行研究观察，但是目前有关幻肢痛的发生机制仍然在继续探讨之中。虽然手术前疼痛、手术中损伤性刺激和手术后神经损伤疼痛及患者心理上的创伤都可能是幻肢痛的发生相关因素，近年来研究资料重点集中在继发性中枢神经系统敏感化问题，其中神经损伤后"交感神经－传入神经协同作用"、"大脑皮层功能重组"（cortical reorganization）已经成为焦点问题之一。

（一）外周神经损伤及交感－传入神经－背根节相互作用

通常在截肢后必然会发生不同程度的外周神经系统损伤，周围神经受到损伤后形态学和神经生理学均会发生一系列变化，其中包括外周神经损伤后脊髓背根节内的交感神经与某些初级传入神经元合一和交感神经的出芽；肽能和非肽能的传入性和节后纤维开始逆行和顺行性的出芽，神经内血管出现神经支配，传入神经元内的神经肽含量和质量均发生改变等。而邻近损伤部位的神经开始持续性的重构，表现出无菌性炎症的征象。此外，部分神经损伤后，C纤维多型性伤害感受器出现对交感神经刺激和去甲肾上腺素敏感，交感刺激也能够兴奋多型性伤害感受器，并使其对热刺激敏感。临床研究也表明，完全或部分神经损伤后，伤害感受器对儿茶酚胺的敏感性增加。在截肢后较长一段时间内，如果在残肢的神经瘤周围注射肾上腺素会诱发非常明显的疼痛症状。切断和结扎外周神经（如大鼠坐骨神经或脊神经）后，血管旁的含有儿茶酚胺的轴突开始侵入包括受损轴突的胞体的背根节。这种在背根节的异常的出芽随时间而增加。按照受损区域到相应背根节的距离，神经损伤后数天到数周内，某些神经胞体部分或完全被曲张的儿茶酚胺能神经末梢包围。尤其是粗大的神经首先被包围。背根节内交感神经的出芽可能与细胞因子介导的神经营养因子的生成有关。上述发现可以部分解释交感 - 传入神经 - 脊髓背根节协同在截肢患者神经损伤后产生幻肢痛、痛觉过敏和触诱发痛行为中的作用。

多年来，一直从事有关慢性神经病理性疼痛机制研究的德国 Janig 教授经过长期的实验室研究后综合提出了一系列关于周围神经损伤后的异常变化和发生慢性疼痛涉及周围神经和中枢神经系统异常变化的现象或机制，包括：

（1）逆行性细胞反应。

（2）顺行性细胞反应。

（3）交感神经节传递紊乱及干预现象。

（4）自主神经系统再生现象。

（5）毛细血管功能和微循环舒、缩功能紊乱现象。

（6）中枢神经系统敏感化和其他功能异常。

有学者曾经报道一例右下肢截肢后，出现自发性和触发性幻肢痛的患者进行感觉定量测试，发现正常时由皮肤伤害性感受器和右侧脊 - 丘系介导的感觉纤维大量受损，包括截肢残端在内，但是触觉和震动觉几乎完好无损；而外周伤害性感觉纤维（C 纤维）的功能双侧均无异常；用交感神经阻滞治疗未能改变患者的自发性和触发性疼痛；而使用硬膜外阻滞、脊髓麻醉，成功消除了触发性疼痛反应，但对自发性疼痛仍然无效。此外摘除坐骨神经瘤后也不能对自发性疼痛和触发性疼痛产生影响。据此作者得出进一步的结论：①躯体性疼痛感觉记忆位于大脑，极可能在丘脑或皮质；②触发性疼痛不是皮肤伤害性感觉纤维（C 和 A_δ 纤维）及脊髓通路（脊 - 丘系）介导的；③皮肤伤害性感受纤维和脊髓感觉系统的活动并非维持自发性和触发性幻肢痛的中枢过程中所必需的因素。

（二）皮层功能重组与体表触发带现象

长期以来，人们一直认为哺乳类动物进入成年期后其大脑皮层的形态结构和功能定位、分区是相对稳定不变的。但是近年来的研究结果对此问题有了新的认识和理解。动物实验表明，在切断成年猴正中神经 9 个月后，皮层主管躯体 - 感觉区内原本感受正中神经传入的部位，逐渐转变成接受与切断神经支配的皮层相邻的皮肤传入信号，这提示成年猴大脑皮层的分区仍然是可以变化的；也就是说，成年后猴大脑皮层管理躯体传入系统的中枢具有相当程度的功能转换或功能重组能力。另外的实验研究报告显示一个 $C_2 \sim T_4$ 段神经后根切断 12 年的猴，与损伤同侧大脑皮层相比，损伤对侧大脑皮层躯体感觉区内面部与手代表区的分界线向正中线方向移行。另外的动物实验也证实了去除外周感觉传入后大脑皮层出现功能重组现象。

在部分截肢后患者的体表某些区域可能出现"疼痛触发带"（trigger zones）现象，如果刺激这些区域可以诱发幻肢感或幻肢痛。例如在一侧上肢高位截肢并伴有幻肢感者在双侧面部、颈部、上胸部和上背部可发现多个触发带，刺激这些触发带后就可以引起幻肢痛症状。截肢后幻肢痛越明显的人，能引起幻肢痛的触发带的数目就越多，同时大脑皮层功能重组的程度也越大。在观察这一组上肢截肢的研究病例过程中，腰部、下腹部及双下肢均未发现触发带的存在。触发带的大小可随时间的推移而改变，但始终与幻肢间有明确的对应关系。因此触发带现象是一个很有趣的研究课题，值得我们进一步地深入探讨。资料显示，减少触发带内的致痛刺激，对减轻幻肢痛的程度可能是非常有益的；然而我们能否通过选择体表某些特定触发带，以某种性质及不同强度的刺激，来影响截肢后大脑皮层功能重组的过程，进而达到影响、控制或改变幻肢痛的发生或减轻疼痛程度的目的，也可能是一项具有十分有意义的研究课题。

（三）皮层功能重组与幻肢痛

近年来研究提示截肢后的大脑皮层功能重组很可能是产生幻肢痛的主要中枢发生机制之一。外周神经系统损伤后，传入神经系统的信号传递发生变化，在使用功能磁共振成像（fMRI）技术进行的人体研究过程中揭示了截肢后大脑皮层功能重组现象。成年人截肢后其对侧大脑皮层躯体感觉区内面部代表区扩大，并向中线方向伸入到被截除手的代表区。研究发现截肢后伴有幻肢痛者，大脑皮层出现明显的功能重组现象，而截肢后不伴有幻肢痛患者，无明显的皮层功能重组现象。另外的研究表明，若给上肢截肢后伴有幻肢痛者应用臂丛麻醉，麻醉后幻肢痛明显缓解者，出现功能重组后的界面与手感觉代表区的分界线（向中线有过移位），在疼痛缓解期会向外侧移位，即有退回至功能重组前所在位置的趋势。使用正电子断层成像技术（PET）发现，正常人痛刺激所诱发的神经活动出现在扣带回前部，而躯体感觉代表区皮层活动没有明显改变。提示大脑皮层功能重组的程度与幻肢痛的程度有关。目前有待于临床进一步研究证明。

（四）心理或情绪因素

多年来，心理或情绪因素可以影响疼痛及其程度已经是众所周知的现象，在幻肢痛的发生、发展过程中它们更是受到人们的关注。由于在临床上许多患者伴随心理异常，甚至有人认为幻肢痛就是一种"心理疾病"，尤其在截肢手术后的最初几个月内，大约有2/3的患者有明显的心理问题。其中以抑郁情绪、僵直感、过度自信、人际关系障碍和无助感为突出表现，他们同时都会主诉明显的幻肢疼痛症状。

七、幻肢痛的诊断及鉴别诊断

一般说来，超过50%的患者在手术后一周出现疼痛，但是也有少数患者会在数月或数年后发作，如果根据患者有截肢手术的病史和临床表现，幻肢痛的诊断并不是非常困难。

（1）在临床上有时要重点注意区别截肢手术前就已经存在的疼痛手术后持续存在、残肢痛和幻肢痛的差异。临床上我们常常发现截肢前患者已经存在不同程度肢体疼痛，深入了解这些疼痛很有必要，因为他们往往在手术后发生幻肢痛的可能性非常大。而且手术后许多患者幻肢痛的部位、程度、性质和影响因素等可能与截肢前的疼痛相似。只有通过仔细询问以往病史，认真查阅病历资料记录，才能作出比较准确的鉴别诊断。

（2）手术后残肢痛也是一种比较常见的疼痛类型，残肢痛与幻肢痛明显的不同点在于大多数的疼痛局限在截肢部位，主要的原因可能是局部瘢痕组织、神经损伤和循环障碍，如果把这些致痛因素去除后，残肢痛往往可以明显减轻。另外手术后残肢痛很少出现触发带现象。

（3）在部分患者也可能几种类型的疼痛常常混合在一起，又相互关联，临床上可能比较难以作出准确的诊断。在这种情况下就要借助其他兄弟学科的知识来帮助分析，通过多学科医师的联合会诊往往能够提供许多诊断思路。

（4）红外热图辅助诊断技术是一种新的成像手段，它通过采集人体自然辐射出的热能，经过专业软件处理，形成人体独特的"热"影像，属于无损伤、无痛苦、无污染的绿色检查项目。红外热像仪实质是一种全身温度分布扫描仪，能精确地探测出人体全身各个部位的任何热平衡的改变，精确度为 0.05 ~ 0.1℃，是可以用来帮助诊断疾病、研究人体生理病理现象的一门新技术。能够给予神经损伤疼痛临床诊疗提供非常直观和客观的证据。

周围神经系统损伤后会发生一系列支配区域的异常变化，其中血管系统反应最为敏感。不论残肢痛或幻肢痛在临床上都属于慢性、顽固性疼痛疾病，患者的身体在周围神经系统损伤后会发生许多异常改变，但是目前大多数的临床检查技术并不会出现明显的阳性结果，而使用红外线热图检查则可能常常会发现异常变化，可以即刻显示患肢、残肢区域是高温变化或是低温变化，为指导临床治疗方向或监测、评估治疗效果提供客观依据。

八、幻肢痛的治疗

幻肢痛的临床治疗可能是慢性、顽固性疼痛疾病中比较棘手的问题之一，由于我们目前还不可能对一个病因学、病理生理学改变都没有弄清楚的疾病制订出一个行之有效的治疗方案，所以就决定了幻肢痛的临床治疗只能在不断摸索中前进。但是根据外周神经系统损伤和中枢神经系统敏化过程在幻肢痛形成和发展中的重要作用，近年来，疼痛科已经逐步把临床治疗的重点放在神经功能紊乱调整、控制神经源性炎症和神经损伤后的修复过程，并且已经取得了一定的成效。

（一）药物治疗

由于目前没有任何一种特效药可以有效治疗幻肢痛，所以临床上如何根据患者的具体情况辨证施治具有十分重要的意义，多种药物之组合成为药物治疗的原则。目前临床上常用的有抗忧郁药、NSAID 类、抗痉挛药、离子通道阻滞药、NMDA 受体拮抗药、局部麻醉药等。

1. 抗抑郁药　常用的三环抗抑郁药物长期以来广泛应用于治疗一些特殊类型的慢性神经源性疼痛，它们主要通过抑制神经突触部位的 5 - 羟色胺和去甲肾上腺素的再摄取作用，从而影响一些中枢神经系统递质的传递而产生抗抑郁作用和特殊的镇痛效能。临床主要的不良反应是由于中枢及外周抗胆碱作用引起，部分患者偶有口干、头昏、心悸、多汗和兴奋等；同时应注意心血管系统和精神方面的不良反应，如心动过速、直立性低血压失眠或嗜睡等，特别是老年人及伴有重要脏器功能降低的患者。临床口服使用应该从小剂量（如阿米替林 12.5mg）开始，以后逐渐增加剂量，以使药物发挥最大疗效而使不良反应降至最低。目前国内临床常用的有阿米替林、丙米嗪、多塞平、赛乐特等，成人可以从 25mg/d 起，老年人从 10mg/d 起，每晚睡前顿服。若效果不明显，且无副作用，每数日可增加 10 ~ 25mg，在复合其他药物时达到 150mg/d 即可维持剂量，经过分析如果必要的话再调整用量，避免盲目加量。近来文献报告博乐欣（venlafaxine）有效且不良反应较少。

2. 抗痉挛药（抗惊厥、癫痫药）　抗痉挛药常用的药物有卡马西平（每片 0.1g，成人 1 ~ 2 片/次，2 ~ 3 次/天）、苯妥英钠（每片 0.1g，成人 1 ~ 2 片/次，2 ~ 3 次/天）、奥卡西平（300mg qd）、拉莫三嗪（25mg bid）、氨基烯酸（500mg bid）、唑尼沙胺（100mg qd）、氯硝西泮（2mg tid），对自发性闪电样（电击样）或刀割样疼痛有效。近年来，国内外较为广泛应用的是加巴喷丁（gabapentin）和普瑞巴林（pregabalin）。

美国 FDA 于 1995 年批准加巴喷丁作为治疗癫痫的辅助药物，其后发现在神经性疼痛的治疗中效果明确。加巴喷丁目前成为治疗神经源性疼痛的一线药物。其特点是水溶性味苦的白色晶体，同 GABA 结构相似具有环己烷环；口服后在小肠通过弥散和易化运输方式吸收。加巴喷丁的分布容积为 $0.6 \sim 0.8 L/kg$，消除半衰期在 $4.8 \sim 8.7h$ 之间。口服单次剂量加巴喷丁 300mg，$3 \sim 3.2h$ 后加巴喷丁的血浆峰浓度为 $2.7 \sim 2.99 mg/L$，脑脊液（CSF）浓度是血浆浓度的 20%，脑组织浓度为血浆的 80%。加巴喷丁不经肝、肾代谢，经尿以原形排出，故不会诱导或抑制肝微粒体酶。文献报道可明显缓解糖尿病性末梢神经痛或带状疱疹神经痛。此药用于幻肢痛报道资料不多，国内已自产此药为 100mg 口服剂，此药不良反应少、安全性相对高，每日服量可达 3 600mg。我们在临床使用过程中发现部分患者有消化系统不良反应，应该加强进一步临床观察。

目前对加巴喷丁的确切作用机制仍不完全清楚，可能存在多种作用途径：①对 GABA 介导的神经通路系统的抑制（这样减少了兴奋性传入信号）而发挥中枢神经系统作用（有效作用部位在脊髓和大脑水平）；②通过增加神经末梢释放 GABA、增加谷氨酸脱羧酶活性，或降低 GABA 的降解，发挥 GABA 能作用；③对 NMDA 受体的拮抗作用；④中枢神经系统钙通道的拮抗作用和对外周神经的抑制作用：$\alpha_2\delta$ 结合亚单位是电压门控钙通道亚单位，密集分布于大脑皮层、脊髓背角浅层、小脑、海马；研究显示加巴喷丁结合 $\alpha_2\delta$ 亚单位产生镇痛作用，大鼠坐骨神经结扎的疼痛模型中，脊髓背角 $\alpha_2\delta$ 亚单位与加巴喷丁结合增加，而且证实加巴喷丁的抗疼痛效力与它和 $\alpha_2\delta$ 亚单位相结合的程度成正比。

加巴喷丁临床应用剂量与副反应：开始剂量 300mg，3 次/日。如果仍未达到效果，剂量可逐渐增加。一般 $900 \sim 1 200 mg/d$ 效果明显；达到 $1 800 \sim 3 600 mg/d$，患者也可以较好耐受，国外已有报道 $4 200 mg/d$ 的剂量。加巴喷丁常见不良反应有嗜睡（15.2%）、眩晕（10.9%）、无力（6.0%），最严重是惊厥（0.9%）。与传统的抗惊厥药物（如卡马西平、苯妥英钠和丙戊酸）比较，加巴喷丁副作用明显小。但是如果长期应用本类药物会引起肝、肾、胃肠道及造血系统功能异常，应给予足够的重视，另外真正适合国人的有效剂量也需要逐步探讨，我们主张在密切监测下应用或交替使用。

普瑞巴林（Pregabalin）：普瑞巴林胶囊是由辉瑞制药有限公司生产，2010 年已经在国内上市的主要治疗带状疱疹神经痛药物，和 $\alpha_2\delta$ 亚单位相结合的程度更高。普瑞巴林胶囊是新型 γ-氨基丁酸（GABA）受体激动剂，是神经递质 GABA 的一种类似物。可抑制中枢神经系统电压依赖性钙通道的 $\alpha_2\delta$ 亚基，减少钙离子内流，随之减少谷氨酸盐、去甲肾上腺素、P 物质等兴奋性神经递质的释放，降低神经系统兴奋性从而有效控制神经性疼痛。普瑞巴林也可能通过调节钙通道功能而减少一些神经递质的钙依赖性释放。

目前批准临床上以治疗疱疹后神经痛为主，推荐剂量为每次 75mg 或 150mg，每日 2 次；由于本品主要经肾排泄清除，肾功能减退的患者应调整剂量。不良反应主要为头晕、嗜睡、共济失调、意识模糊、乏力、思维异常、视物模糊、运动失调、口干、水肿等。

3. 离子通道阻滞药　许多资料介绍使用一些抗心律失常药用于慢性神经疼痛治疗，由于周围神经受损后其兴奋性增加，自发性发放冲动异常增加是引起中枢敏感性改变和产生慢性顽固性疼痛的主要原因和物质基础。受损伤或被病毒侵袭的神经组织，由于钠通道敏感，导致神经纤维持续性兴奋性增加。所以通过阻滞钠通道，可抑制神经组织的兴奋性而镇痛。口服药物有美西律（mexiletine，$50 \sim 200 mg$，每日 3 次）。此外，资料报道电压依赖型钠通道阻滞药美西律和托吡酯（topiramate）可能对慢性神经性疼痛治疗有帮助。心动过缓、房室传导阻滞及严重心、肝、肾功能不全者禁用。

4. 局部麻醉药 局部麻醉药利多卡因多年来已经用于慢性疼痛的治疗，其作用原理基本同美西律，通过阻滞钠通道，降低或抑制末梢神经组织的兴奋性发挥作用。因此可以用来治疗幻肢痛，临床上使用剂量：2mg/kg，1～2 小时静脉缓慢滴注，可以明显缓解疼痛。

5. 非甾体类抗炎药（NSAIDs） NSAIDs 是目前疼痛诊疗中应用最广的药物，其消炎镇痛效果确切，作用机制是通过非选择性抑制环氧化酶活性，从而阻断了前列腺素的合成，达到清热、消炎、镇痛的功效，但同时伴随胃肠道溃疡、出血以及血小板功能障碍和肾功能损害等不良反应。近年来已开发出环氧化酶 2 抑制剂，在保证消炎镇痛效能的基础上较大程度降低 NSAIDs 的不良反应。对于病程半年内的患者临床上常常配合常规剂量的 NSAIDs 复合其他类型的镇痛药作为首选，在无效果的状况下撤换，不提倡增加剂量，以免出现不良反应。

6. NMDA 受体拮抗药 氯胺酮、右美沙芬、美金刚、金刚烷胺等为 NMDA 受体拮抗药，主要机制可能是阻断中枢性兴奋性谷氨酸受体的作用，因而降低了因伤害性刺激而继发产生的中枢性敏感化作用而镇痛，同时可抑制感觉纤维的过度兴奋状态。例如氯胺酮的使用方法：0.3mg/kg，先静注半量后，余下的量在 20 分钟内静滴。

7. 促进神经损伤修复药物

（1）糖皮质激素：糖皮质激素是一把双刃剑。虽然多年来在临床使用上存在不同的观点，但是不能否认糖皮质激素类一直是许多早期神经损伤和慢性疼痛治疗中的常用药物之一。2002 年《麻醉与镇痛》杂志发表了美国哈佛医学院和麻省总医院 Mehio 医师等在美国全国范围内进行的有关硬膜外注射类固醇药物（ESI）的专题调查充分说明了这一点。在美国全国范围内进行的专题调查共有 106 个疼痛中心参与（其中大学医院疼痛中心 70 家，私立医院疼痛中心 36 家），结果表明目前还没有形成 ESI 操作规范化模式。在临床早期神经损伤和慢性疼痛治疗过程中应该强调结合患者、疾病本身的情况做出具体分析，科学、合理地应用，并且及时追踪疗效和不良反应。如果单纯因为担心激素有明显的不良反应，对于该用的患者而不用，或者因为在治疗中未能合理掌握适应证作为常规药物使用的现象均应该避免。在临床上要求掌握适应证，急性期或短期小剂量应用，特别是要控制长效制剂的超剂量、超时效等不合理使用现象。

（2）维生素：维生素是一类维持机体正常代谢和机能所必需的低分子有机化合物，大多数维生素是某些酶的辅酶的组成部分。临床上主要用于补充疗法，以预防和治疗维生素缺乏症，在临床疼痛治疗中可起辅助（或协同）其他主线药物作用。维生素分为脂溶性和水溶性两大类。脂溶性维生素易溶于有机溶剂而不溶于水，贮存在肝中，体内贮量大而排出很慢，长期大量应用易造成蓄积中毒。临床镇痛治疗中常用的维生素 B 类属于水溶性维生素，在体内分布于细胞外液，从尿中排出，体内贮存少，临床常用的有维生素 B_1、B_2、B_6、B_{12}。

1）维生素 B_1：在体内与焦磷酸结合成转羧酶，参与糖代谢中丙酮酸和 α - 酮戊二酸的氧化脱羧反应，是糖类代谢所必需。缺乏时氧化受阻形成丙酮酸、乳酸堆积，并影响机体能量供应。

2）维生素 B_6：在体内与 ATP 经酶作用，在红细胞内转化为具有生理活性的吡多醇、磷酸吡多醛，参与细胞色素的合成。作为辅酶参与蛋白质、碳水化合物、脂肪的各种代谢作用，还参与色氨酸转化，将烟酸转化为 5 - 羟色胺。脑内的 γ - 氨基丁酸由谷氨酸脱羧而成，有调节大脑兴奋性的作用，故缺乏维生素 B_6 的患者，可导致不安、应激性增加、抽搐等中枢兴奋状态。与维生素 B_{12} 合用，可促进维生素 B_{12} 的吸收，这可能与维生素 B_6 促进内因子分泌有关。还能防治恶心、呕吐，可能与促进氨基酸的代谢、降低血中氨基酸浓度、减轻对催吐化学感受区的刺激作用有关。对维持细胞免疫功能有一定作用。将本品 25～50mg 与利多卡因或丁哌卡因混合制备，用于硬膜外阻滞治疗，对神经可起到直接营养作用。

3）维生素 B_{12}：是一种含钴的红色化合物，需转化为甲基钴胺和辅酶 B_{12} 后才具有活性，B_{12} 作为辅酶参与体内许多生化代谢反应，具有广泛的生理作用，能促进甲基丙二酸变成琥珀酸，从而对神经髓鞘中脂蛋白的形成、保护中枢和外周的有髓神经纤维的功能完整性起重要作用。维生素 B_{12} 缺乏时可引起脑、脊髓和外周神经变性，脂酸代谢障碍。1948 年 Spies 等首先把维生素 B_{12} 作为一种特异性药物来治疗恶性贫血，以后发展至今有四种：氰钴胺（CN - B_{12}）、羟钴胺（OH - B_{12}）、腺苷钴胺（DBCC）和甲钴胺（CH_3 - B_{12}）。有研究报道维生素 B_{12} 对交感神经有麻醉性阻滞作用，可解除血管痉挛，增加局部血流，从而阻断疼痛的恶性循环，产生止痛作用，对神经亲和力强，有修复神经髓鞘、促进再生作用，用于硬膜外腔阻滞治疗，以直接营养作用于神经，提高疗效。甲钴胺是新近常用的 B_{12}，又称弥可保（Mecobalamin），属于辅酶型 B_{12}，其作用机制为促进核酸和蛋白质合成、促进髓鞘的主要成分磷脂的合成，达到修复损伤神经作用，临床上可以缓解麻木与疼痛，另外，可参与血红素合成改善贫血。糖衣片 500μg，口服一日 3 次，注射液一安瓿 500μg，周围神经病变每周 3 次肌内注射或静注。

（3）神经妥乐平或恩再适：该药是基于"炎症是机体局部防御反应过程"这一理论由日本脏器制药株式会社开发研制出来的，在日本有半个多世纪的临床应用历史，其成分是将牛痘病毒疫苗接种到家兔的皮肤组织，从其炎性组织中提炼而成的一种非蛋白小分子生物活性物质。其药理作用包括神经修复和营养作用、镇痛作用、改善冷感及麻木等神经症状、调节免疫作用等。片剂为每片内含牛痘疫苗接种后的家兔炎症皮肤提取物 4.0 个单位，通常成人每日 2～4 片，分早晚两次口服，另外可根据年龄和症状酌量增减。针剂可用于局部注药，如肌内注射或硬膜外腔、椎间孔等处。不良反应有嗜睡、恶心呕吐、皮疹、头昏头痛等，无需特殊处理，可自行恢复，严重者停药即可。

（二）神经功能调节和促进神经损伤修复治疗

神经功能调节和促进神经损伤修复治疗是幻肢痛患者现代治疗的新思路之一。近年来基于外源性电生理刺激治疗发展产生的一种全新治疗概念逐渐引起临床医师的关注，即神经调控（neuro - modu - lation）治疗。基于这种概念派生的治疗方法逐渐在临床疼痛诊疗工作中发出光芒，已经有部分幻肢痛患者受益颇多。其最大优点在于通过电刺激神经系统达到调整或调控神经系统功能作用而非毁损之作用。属于这种治疗方法范畴的包括 TENS 和 HANS 技术、脉冲射频、三氧介入治疗以及脊髓电刺激、微电流电极等新技术、方法。

1. 经皮电刺激（TENS）和经皮穴位神经刺激（HANS）技术　TENS 实际上是刺激末梢神经，其优点在于无副作用和并发症、简单、可重复应用、起效迅速。而 HANS 仪是韩济生院士基于针刺镇痛原理研究的结晶，治疗波形使用疏密波（DD 波，2/100 赫兹），刺激强度以患者能忍受为准，电流强度范围为 5～20mA，目前在我国许多医院使用 HANS 仪治疗某些类型的神经损伤引起的慢性痛。该法使用简便，可以在医师指导下自行治疗，许多患者能够取得较好的缓解疼痛效果。

2. 脉冲射频 国内射频用于神经性疼痛的治疗已经有半个多世纪历史，但是早期射频用于疼痛是对三叉神经痛或腰骶痛的治疗，温度控制在 70℃ 左右，主要是针对三叉神经感觉支或腰神经后支，临床上容易造成神经根的损伤。脉冲射频（pulsed radiofrequency，PRF）的概念是 Sluijter 于 1997 年提出的，1999 年 Munglani 使用脉冲射频在脊神经根和背根神经节处进行脉冲射频治疗 4 例顽固性神经性疼痛患者，取得了 90% 以上的疼痛缓解效果，随访 7 个月疗效仍然保持。1999 年 9 月英国伦敦的高斯医师在广州讲学时具体介绍了脉冲射频新技术的临床应用。与传统的射频方法相比，脉冲射频的主要优点在于射频发放为脉冲形式，其控制电压 <45V，可控制温度 <42℃，而根据目前的研究表明温度 <45℃ 以下时不会损伤神经纤维，所以如果使用此种技术用于镇痛过程，我们不必担心会损伤神经根，因而它的使用范围将比现有的射频治疗更安全。脉冲射频的最大优点在于电磁刺激神经元有调整（neuromodulation）作用而非毁损作用。目前在临床上除了应用于顽固性手术后神经损伤疼痛、疱疹后神经损伤疼痛和三叉神经疼痛等的治疗外，用于幻肢痛患者的疼痛和其他伴随症状的治疗，能够取得肯定的疗效。治疗使用参数：温度为 40～42℃，治疗时间 60～120 秒/次，连续治疗 2 次。

脉冲射频治疗的主要特点：①属于微创治疗且不损伤神经，可选择性强；②治疗安全系数相对较高；③可重复治疗，并发症少；④要求定位操作准确。

3. 脊髓电刺激技术 对于常规的方法不能控制的幻肢痛和其他症状，可以尝试使用脊髓电刺激技术（spinal cordstimulation，SCS）治疗。根据目前所使用的疼痛治疗方法的原理，总体可以分为两大类：①通过抑制神经功能或生理活动达到缓解疼痛的目的；②通过刺激神经功能或活动达到缓解疼痛的目的。SCS 作用机制属于后者。SCS 理论起初由 C. N. Shealy 于 1967 年提出并且成功用于临床，后来许多学者对其具体应用方法、可能作用机制和途径、病理生理过程、临床治疗适应证、疗效和并发症等方面进行了陆续的研究和探讨，目前在美、欧地区已经在临床应用。根据资料介绍，到目前为止，世界上每年有大约 5 万例左右疼痛患者接受 SCS 治疗，总有效率达到 80% 左右。

根据 2004 年 RSA 会议 SCS 专题介绍，SCS 在美、欧地区进入临床治疗后，其费用比较昂贵，早期在美国可能高达数万美元。Kumar 报道 104 例 FBS 患者中 60 例接受 SCS 治疗，在为期 5 年的跟踪期内，平均费用（以 2002 年度为计算基数）是 2.9 万～3.8 万美元/年。目前在美国 SCS 应用的临床医学领域主要是背部手术失败综合征（failed back surgery syndrome，FBSS）患者，而在欧洲地区用于周围缺血性疼痛（peripheral ischemic pain，PIP）患者为主。

脊髓电刺激是将一种特殊的电极植入硬膜外腔内，进行硬膜外电刺激。对于脊髓损伤后疼痛或神经病源性疼痛效果很好。脊髓电刺激系统由三部分组成：①神经刺激器发放电脉冲；②电极传递电脉冲至脊髓；③导线连接电极和神经刺激器。

有关 SCS 镇痛作用机制仍然还在探讨中。目前认为可能与下列学说有关：①闸门控制理论；②脊髓-丘脑通路传导阻断理论；③脊髓上痛觉调控神经元系统激活理论；④交感神经系统相关中枢性抑制理论；⑤中枢递质系统平衡改变理论。

操作方法：

（1）术前疼痛评估和 SCS 镇痛知识宣教。

（2）脊髓节段评估。

（3）定位、穿刺、植入电极。

（4）完成测试：一般需要连续 4～7 天的体外测试。

（5）正式植入：测试期间疼痛缓解 50% 以上。

（6）刺激频率：5～500Hz；电压：0.3～1.5V；波宽：0.1～1.0ms。

并发症：①电极移位；②感染：5%；③神经损伤；④异物感或疼痛。

4. 三氧介入治疗　三氧治疗在神经系统相关疼痛疾病中显示出与其他治疗不同的优越性。临床上通过交感神经系统和周围神经系统介入治疗发现，低浓度（20～30μg/L）三氧有益于治疗神经损伤，可以促进神经功能活动的恢复过程。虽然目前的机制还需要进一步研究证明，推测三氧治疗慢性神经性疼痛的原理可能主要涉及以下几个方面：①灭活炎性介质；②解除神经根粘连，改善局部氧气、血液供应；③抗炎和免疫系统作用；④直接的镇痛作用。

CT 监测下介入治疗表明低浓度（<30μg/L）三氧治疗解除神经根粘连效果明显，配合消除或缓解神经源性炎症治疗能够在周围神经损伤疼痛疾病中（如幻肢痛、疱疹后神经痛、椎间盘手术后神经损伤疼痛等）得到肯定的临床治疗效果，而且安全系数高，没有发生明显的不良反应。特别对于顽固性幻肢痛患者实施包括脊神经根或交感神经系统治疗后能够有效控制疼痛程度和频率。有时少部分患者治疗后会出现症状"反跳"，可预防或对症处理。

5. 微电流电极治疗　微电流电极治疗使用 2.7V、DC、25μA 电流，微电流电极持续释放的电流能够激发受损伤细胞的自我调节、损伤修复过程，重建血氧供应，促进局部的新陈代谢活动而发挥治疗作用，属于电生理刺激治疗范围，可以用来配合治疗周围神经系统损伤后顽固性疼痛的治疗。使用过程简单、方便、安全。

（三）神经阻滞和椎管内治疗

1. 交感神经阻滞、躯体神经阻滞　为了减少或阻断幻肢痛患者伤害性冲动的传入，早期应用交感神经和（或）躯体神经阻滞能够有效缓解自发性和触发性疼痛，减少体表触发带现象。主要通过使用局部麻醉药以暂时阻断其介导的疼痛和神经纤维的过度活动，阻滞的原则是反复使用局麻药，尤其是通过反复阻滞，疼痛逐渐减轻者，应该持续进行治疗。如果没有明显的炎性病变应该提倡以局麻药为主的原则，注射药物的目的仅在于暂时或在一定期间降低交感神经张力及外周神经传导功能，以解除其所支配区域的血管痉挛、疼痛或调节区域神经功能活动等。

（1）交感神经阻滞：临床上常用：星状神经节阻滞、胸交感神经链或腰交感神经链阻滞、椎旁神经根和神经丛注药等。治疗频率一般 1～2 次/周，5 次为一疗程。如果临床上使用局部麻醉药阻滞后，疼痛症状只是临时改善时，可以配合使用神经破坏性药物，进行交感神经化学毁损术或交感神经射频治疗术，但是要严格掌握适应证，仔细向患者解释可能出现的问题和疗效。使用化学毁损术时，用无水酒精引起术后神经炎之发生率较高，故一般建议用苯酚或酚甘油。

（2）躯体神经阻滞：因幻肢痛常常可以表现为 SMP（交感神经维持性痛）及 SIP（交感神经无关性痛）两部分症状，所以除了可以进行交感神经阻滞（或毁损）治疗外，躯体神经阻滞亦常为治疗不可少的一环。如臂丛神经阻滞、腰丛神经阻滞、硬膜外神经阻滞、椎旁神经阻滞，均可根据病情合理选择使用。因幻肢痛多涉及上下肢，而肢体神经多为感觉与运动混合神经，故不宜作毁损术，现随着脉冲射频的引进，选择适当的神经根或后根神经节作脉冲射频治疗是比较合理的治疗方法，但长期疗效尚有待临床验证。另外，临床上也应该慎重使用包括无水乙醇、酚类破坏性阻滞术来达到缓解疼痛的治疗目的，在神经已经受到损伤的情况下，实施"再损伤治疗"必须要慎重、有依据。

2. 椎管内注药治疗

（1）硬膜外腔是介于黄韧带或硬脊膜之间的潜在间隙，它充满了结缔组织、血管网、神经根和脂肪。经硬膜外腔注入局部麻醉药，阻滞了相应传入神经和疼痛刺激信号的传导，也阻断了传出神经的传导，抑制或消除了机体因疼痛刺激而引起的由交感神经系统产生的应激反应，同时也抑制或阻断了下丘脑－垂体－肾上腺轴的反射，所以在此途径给药既可发挥镇痛作用，也可阻断机体由交感神经系统产生的应激反应。椎管内注药能够有效调整神经系统的功能紊乱状态，尤其是急性损伤患者早期使用有益于疼痛的缓解和病情的发展或预后，临床上往往能够取得较好的效果，目前硬膜外腔注药以持续给药方式（PCEA）、埋藏式硬膜外腔注药泵较为合理。较低的成本使得埋藏植入泵尤其适合于需要长期治疗的患者。

（2）蛛网膜下腔埋藏式注药泵系统：经过多年的临床实践后，蛛网膜下腔内吗啡持续输注治疗已经是治疗一些顽固性疼痛的有效方法。它的使用使许多顽固性疼痛患者摆脱了剧烈疼痛的困扰，明显改善患者的生存质量，特别是一些晚期肿瘤患者可以平静地走过了最后一段人生。对于其他治疗方法不能有效控制疼痛的顽固性幻肢痛患者也可以使用。目前价格相对昂贵。

蛛网膜下腔内药物输注系统由两个部分组成：植入患者脊髓蛛网膜下腔的导管，以及植入患者腹部皮下的药物输注泵。

（四）外科手术切断神经技术

神经切除术、神经根切除术、背根区域毁损、脊髓切除术和丘脑切除术均可以暂时性消除疼痛。神经切断技术原理是设想永久性神经阻滞，但有时手术后会诱发更严重的疼痛或产生其他类型的特殊疼痛，应该严格掌握适应证。

（五）心理治疗

长期以来，幻肢痛患者伴有显著的心理、情绪异常变化是众所周知的现象，特别是随着疼痛加重或功能障碍的出现，患者的心理负担明显加重。但是心理治疗的重要性在临床上并没有得到足够的理解和关注。实际上，就像很多的神经性疼痛一样，幻肢痛患者的心理状态与其疼痛有密切的关系，以至于有些专家曾经建议应该将幻肢痛命名为一种心理源性（psychogenic）痛症。

所谓的心理治疗，从广义上来说，包括患者所处的环境和生活条件的改善、周围人的语言作用、特殊布置和医师所实施的专门心理治疗技术等。狭义的心理治疗则指专科医师对患者所实施的心理治疗技术和措施。从临床看，幻肢痛患者均会伴有不同程度的心理障碍，如焦虑、紧张、抑郁、异常人格特性等，辅以相应有效的心理治疗会取得较满意的效果。

1. 暗示　暗示治疗是疼痛诊疗中常用的方法，有时效果非常显著，对于幻肢痛患者，能增进和改善患者的心理、行为和机体的生理机能，起到辅助治疗的作用，临床常用：①支持性暗示治疗；②解释性暗示治疗。其中临床运用过程中二者缺一不可，支持性暗示可以重新树立患者对日常生活的信心和勇气，解释性暗示则帮助患者正确面对现实，重新认识自己的疾病并且能够主动配合医生的治疗。

2. 行为疗法　行为疗法又称为矫正疗法，它认为患者的症状，即异常的行为和生理功能是个体在其过去生活经历中，通过条件反射固定下来的，对此医师专门设计特殊的治疗程序来消除或纠正患者的异常的行为或生理功能。常用有系统脱敏、厌恶疗法、行为塑性法及自我调整法等。对于幻肢痛患者，特别是病史较长的患者，应注重临床治疗和自我调整的有机结合。

3. 生物反馈　是借助于仪器使患者能知道自己身体内部正在发生的机能变化并进行调控的方法，以达到改善机体内器官、系统的机能状态，矫正应激时不适宜反应而有利于心身健康。

总之，熟悉并掌握心理治疗，注重幻肢痛患者的异常心理、情绪变化，根据个体不同分别实施相应的心理治疗在幻肢痛的治疗过程中有特殊的地位，临床上切忌单纯使用镇痛药物或神阻滞治疗而忽视心理治疗，同时应该建立长期的随访制度和资料总结分析。

结束语：根据目前对于幻肢痛的发生、发展的基础研究和人们在临床治疗实践中不断加深认识的过程来看，仍然无法达到非常满意的病情控制和持续、平稳的疼痛缓解目的，在幻肢痛患者满意治疗的道路上仍然还有相当长的一段路要走。但是神经功能调节治疗和促进神经损伤修复治疗新思路给幻肢痛治疗带来了希望和曙光。对于同一例幻肢痛患者会在不同的发展阶段在临床上表现出非常复杂、多变的症状和对于临床各种治疗会产生不同的反应和疗效加强理解，以及外周神经损伤后继发性变化、交感神经系统又发生了怎样改变等问题均值得进行深入、持久的探讨。

（于海玲）

第六节　帕金森病疼痛

国内帕金森病和帕金森综合征患病率为 44.3/10 万人口，其中帕金森病患病率 34.8/10 万人口。临床主要特征为进行性运动徐缓、肌强直、震颤及姿势反射丧失。帕金森病起病多缓慢，逐渐加剧。在帕金森病中大家关注最多的是上述常见的运动症状，现发现影响很多帕金森患者的不是运动症状，因为这些症状由于多种有效药物的问世与应用，相对来说在一段时间内不是主要问题，而一些非运动症状包括抑郁、便秘、疼痛、泌尿系统疾病、睡眠障碍等应引起大家的重视。其中帕金森病引起的疼痛和感觉症状越来越多地引起人们的关注。很多患者都会出现疼痛，而且某些患者中此症状比运动症状出现得早。何种程度的疼痛才属于中枢痛尚不清楚。

一、发病机制

帕金森病，是发生于中年以上人群黑质和黑质纹状体通路的变性疾病。疼痛发生的主要原因是肌强直。表现为"铅管样强直"和"齿轮样强直"的患者，由于肌肉血循环差，酸性代谢产物积聚，可产生明显的持续性肌肉酸痛。少部分患者疼痛原发于中枢，而属于中枢痛的范畴。

二、临床表现

疼痛为帕金森病患者最常见的主诉，呈间歇性、定位不清，性质为夹样痛、痉挛痛或持续隐痛，伴有烧灼感、痛性张力障碍。帕金森病患者的疼痛有几种形式：持续性肌肉酸痛，通常在一段时间内仅局限于一个区域，如肩膀、上臂、小腿或颈部。对于有些患者而言，在肩部或小腿的疼痛可能是帕金森病的症状之一。腿部肌肉尤其在夜间的痉挛比较常见，痉挛发生在帕金森病药物浓度消退时，如果帕金森病药物对疼痛有效，那么疼痛常与帕金森病相关。如果疼痛严重且持续时间较长，可能与帕金森病无关。大多数疼痛与运动症状轻重有关，而运动症状又与药物治疗反应有关。这种体征与基底节对躯体敏感性、疼痛的调节作用相符。另外，帕金森病患者的焦虑状态、情感淡漠、抑郁等神经精神症状和疼痛会相互加重。

肌强直是帕金森病主要临床特征之一，严重的肌强直可造成局部僵硬，影响肢体运动，肌强直多表现为"铅管样强直"和"齿轮样强直"。但随病情进展有些患者可出现强直肌群疼痛，如肩背部，呈胀痛、刺痛等不适。少数患者可见下肢尤其是小腿肌肉疼痛不适，多在安静或睡眠时出现小腿肌肉蠕动疼痛伴以不规则的小腿活动，呈不宁腿综合征表现，影响睡眠和休息。

帕金森病患者还可见身体的某些部位出现异常的麻木针刺感、温热或寒冷的症状，出现异常温热感觉的患者较多见。这种异常的温度感多出现在手、脚。患者中出现异常发热感的情况比较多见，身体的某些部位甚至会出现烧灼感，有时应用帕金森病药物可缓解。有的表现为异常感觉在身体的一侧或是出现在体内，如感到胃部或下腹部不适。

脑脊液检查多巴胺的代谢产物高香草酸（homovanillic acid，HVA）显示含量降低。

三、诊断依据

根据帕金森病的诊断及患者疼痛具有中枢性疼痛的特点，并伴有肌强直、异常感觉等，诊断并不困难。临床须与丘脑、脊髓缺血、损伤引起的中枢痛等相鉴别，他们一般都具有典型的神经损害表现及体征，一般鉴别比较容易。

四、治疗

1. 原发病的治疗　药物治疗可使患者的症状在一定时间内获得不同程度的好转，但皆不能阻止本病的自然进展。药物主要有抗胆碱能药物、多巴胺替代疗法、多巴胺受体激动药。药物和手术都有发生并发症的可能，医生必须根据患者的具体情况决定选择何种治疗和及时调整药物的剂量。应鼓励患者尽可能多地进行体力活动、继续工作，培养业余爱好。请体疗医师训练患者能更好地从事行走、进食等日常生活的活动。

2. 药物治疗　治疗帕金森病肌肉僵直引起的疼痛，补充左旋多巴有很好的疗效，多数患者在药物起效时随着肌肉僵直的缓解而缓解。但在用药的后期，少数患者在左旋多巴起效的高峰期反而会出现下肢尤其是足趾的痉挛性疼痛。出现这种情况往往比较难处理，因为这显然是左旋多巴的不良反应，减少剂量往往可以减轻痛性痉挛的症状，但同时又使帕金森病的症状不能很好缓解。遇到这种情况，多采用减少每次左旋多巴的用量，但增加给药的次数，或增加多巴胺受体激动药的药量的方法。如果不能奏效，可以尝试局部注射肉毒素方法，起到缓解的作用。

盐酸乙哌立松是一种中枢性肌松药，为非去极化肌松药，可以直接作用于中枢神经系统而松弛骨骼肌，并且能松弛血管平滑肌，改善肌肉血液供应；同时该药主要对脊髓反射和 γ 运动神经元起作用，能有效抑制脊髓反射和肌梭的敏感性，从而抑制疼痛反射，切断肌强直的恶性循环。

3. 神经阻滞疗法　在相应部位选择对应的神经阻滞时，有一定疗效。脑下垂体阻滞术治疗帕金森病疼痛也显示了良好的疗效，可以长期缓解顽固性疼痛。

4. 手术疗法　症状限于一侧或一侧较重的病例，如药物治疗无效，可考虑立体导向手术以减轻对侧肢体的肌强直，从而减轻疼痛，但术后均易复发。自身肾上腺髓质移植也放弃不用。对于其他方法治疗无效的顽固性疼痛，可以采用切断挛缩肌肉的方法以减轻疼痛。

（邵竹青）

第七节　复杂性区域疼痛综合征

复杂性局部疼痛综合征（complex regionalpain syndrome，CRPS）指继发于局部损伤或全身性疾病之后出现的以严重顽固性、多变性疼痛为特征的临床综合征，常伴发自主神经功能障碍和营养不良，其严重程度与病程远远超过当初致病因素引起的损伤。既往称之为反射性交感神经萎缩症（RSD）、灼性神经痛（causalgia）、痛性营养不良（algodystrophy）、外伤后骨质疏松（Sudeck's atrophy）及其他许多诊断名称。1994 年，世界疼痛学会（IASP）提出了 CRPS 的概念，并将无神经损伤或有神经损伤的可能性，但不能确定是什么神经受损的反射性交感神经营养不良命名为复杂的局部疼痛综合征 I 型（CRPS I），将有神经损伤时的灼性神经痛命名为复杂的局部疼痛综合征 II 型（CRPS II）。

复杂性局部疼痛综合征中，某些对交感神经阻滞效果良好，称为"交感神经维持性疼痛（SMP）"；某些对交感神经阻滞无反应，称为"交感神经无关性疼痛（SIP）"；另外一些交感神经阻滞后疼痛反而加重，称为"ABC 综合征（Angry Backfiring C - noclceptor syndrome）"。

1. 临床表现　CRPS I 与 CRPS II 临床表现相似。

（1）疼痛：疼痛是 CRPS 最重要的症状，大多数患者表现为自发痛（spontaneous pain）与诱发痛（evoked pain）并存，诱发痛包括痛觉倒错与痛觉过敏。诱发因素通常包括机械性、温热性、精神性刺激等。疼痛部位超越当初损伤的区域，严重程度及病程与最初损伤不相符，性质多种多样。一般患者描述为烧灼样，持续固定或搏动性疼痛，CRPS II 常发生在外伤、带状疱疹、医源性神经损伤后，沿神经走行，在其支配区更大范围内出现自发痛、异常痛或痛觉过敏。

（2）自主神经功能改变：一些患者在一定时期出现自主神经功能改变。常见皮肤温度与颜色改变及发汗增多、皮肤湿润潮红、温度升高或降低不定。早期常因血管运动神经功能障碍出现水肿，或水肿体征不明显，但患者主诉肿胀感。

（3）运动功能改变：患者运动功能改变的客观征象多种多样，但普遍出现受累区域功能不全。剧烈疼痛常常令患者保护性地减少肢体活动，久而久之因肌肉无力、失用、挛缩及关节僵直导致运动受限。少数患者可观察到肌肉震颤与肌张力障碍。

（4）营养障碍：皮肤改变包括变薄，外观发亮，也可出现变厚及脱屑。毛发脱落或异常粗糙，指甲变厚。常常发生失用性骨质疏松，但偶尔发现不明原因的骨矿物质成分丢失。

（5）心理因素：长期剧烈疼痛、功能丧失及缺乏明确的诊断，导致许多患者出现焦虑、恐惧与抑郁情绪。应该与原发性精神疾病出现疼痛症状相鉴别。

（6）其他：CRPS可具有游走性、复发性，或四肢中两个或以上肢体同时发生，这种情况极少。有时出现反复发作的难治性皮肤感染（与慢性水肿有关）、自发性血肿、色素沉着、手掌或脚掌皮肤结节性筋膜炎与杵状指（趾）。

2. 诊断要点

（1）病史：①通常于伤害性事件或受伤制动之后发生；②单侧肢体起病（很少累及对侧）。

（2）症状：①疼痛，疼痛的特点各不相同，为自发痛或诱发痛，或二者共存。自发痛可表现为SM或SIP，或二者共存。疼痛呈烧灼样，持续固定或具有搏动性。②其他症状：肿胀感；皮肤温度或颜色改变，具有不对称性与不稳定性；发汗，具有不对称性与不稳定性；营养改变，如毛发、指甲及皮肤出现营养改变。

（3）体征：①痛觉过敏或痛觉倒错（轻微碰触、深压、关节运动及寒冷等均可产生疼痛）；②水肿（单侧发生，除外其他原因所致）；③血管自主神经功能改变，不对称或不稳定的温度或颜色改变；④发汗增加；⑤毛发、指甲及皮肤营养改变；⑥运动功能障碍（可能存在肌张力障碍与震颤）。

3. CRPS的治疗

（1）预防性治疗：局部受到损伤后，尽快处理与治疗，充分镇痛，一定程度上可以防止CRPS发生。镇痛能够令患者早期恢复活动与康复，减少失用性功能丧失。对限制活动的患者应在损伤急性期进行物理疗法并结合心理治疗。一般认为多种疗法联合使用效果较好。

（2）交感神经节阻滞治疗：①交感神经节阻滞，用局部麻醉药物阻断支配病变部位的交感神经节，包括星状神经节、胸交感神经节、腰交感神经节等；②交感神经毁损术，采用手术、化学或射频方法破坏交感神经的传导，近期效，果好，但远期效果较差。

（3）硬膜外腔与鞘内注射药物：注射局部麻醉药物或阿片类药物，或二者联合用药，但易引起膀胱与直肠括约肌功能障碍。可乐定硬膜外腔注射可能缓解上肢与下肢疼痛，口服则无此作用。

（4）药物治疗：①抗交感神经药物，对SMP患者效果较好，耗竭交感神经末梢的去甲肾上腺素。局部静脉注射呱乙啶，间断注射，以期可以实现累积效应；酚妥拉明5mg，1~2次/日。②膜稳定药物：周围神经受损后可增加其自发兴奋性，可使用膜稳定药物。如利多卡因、卡马西平、苯妥英钠、丙戊酸钠、加巴喷丁（gabapentin）及美西律等。③抗抑郁药：常用的有阿米替林、多塞平、路优泰、氟西汀（百忧解）等。先从小剂量开始服用，逐渐增加剂量。

（5）经皮电刺激与脊髓刺激：据报道，经皮电刺激对CRPS的儿童效果较好，对成人则无效。成人可以采用脊髓刺激疗法。

（6）心理支持疗法：恐惧、焦虑、抑郁、功能丧失及失业压力可能在CRPS的发展中起大小不等的作用。心理支持疗法对治疗有很大帮助，如认知疗法、生物反馈疗法及催眠疗法等。

（邵竹青）

第七章　神经阻滞治疗疼痛

神经阻滞按治疗目的可分为治疗性神经阻滞、诊断性神经阻滞、为判断预后为目的而用的神经阻滞。神经阻滞疗法不仅限于治疗各种急、慢性疼痛，也可用于治疗许多非疼痛性症状和疾病。凡阻滞部位有感染、炎症或全身重症感染的患者，有出血倾向者或对局部麻醉药过敏史者均禁此疗法。

（一）神经阻滞治疗常用药物

1. 局部麻醉药　在疼痛治疗中常用的局部麻醉药有普鲁卡因、利多卡因、布比卡因和罗哌卡因等。神经阻滞时常选用 0.25% ~ 1.0% 浓度的利多卡因注射液，而行硬膜外阻滞时一般多用 0.25% ~ 0.5% 之溶液。布比卡因为酰胺类长效局部麻醉药，该药麻醉性能强，起效较慢，作用时间长（作用时间可达 5 ~ 6 小时），可用做神经阻滞，常用于慢性疼痛治疗。目前常通过硬膜外患者自控镇痛（PCEA）用于手术后镇痛以及癌性镇痛，常用浓度为 0.125% ~ 0.15%，一般不超过 0.25%。

2. 糖皮质激素　由于糖皮质激素具有明显的减轻炎症反应以及免疫抑制作用，因此一般常用于慢性疼痛治疗。在临床疼痛治疗中应用的糖皮质激素主要有复方倍他米松（diprospan，得保松）、曲安奈得（traimcinoloneacetate，去炎松 A）、醋酸泼尼松（prednisone ac-etate，强的松）、醋酸泼尼松龙（prednisolone，强的松龙）、地塞米松（dexamethasone）。常用混悬液针剂进行痛点、关节腔及腱鞘内或硬膜外间隙注射，每次剂量 0.5 ~ 1ml，5 ~ 7 天一次，2 ~ 3 次为一疗程，常与局部麻醉药混合注射。合并有高血压、糖尿病、溃疡病和急症化脓性炎症的患者忌用糖皮质激素。

3. 维生素　临床上常与局部麻醉药、糖皮质激素混合应用，以期在局部发挥营养神经的作用。一般常用维生素 B_1 10 ~ 25mg，维生素 B_{12} 0.5 ~ 1mg。

4. 神经破坏药　是指能对周围神经具有破坏作用，能毁损神经结构，使神经细胞脱水、变性、坏死，导致神经组织的传导功能中断，从而达到较长时间感觉和运动功能丧失的一类化学性药物。临床上只应用于采用一般神经阻滞效果不佳的患者。常用的神经破坏药有无水乙醇（dehydrated alcohol）、苯酚（phenol，石炭酸）、亚甲蓝（methylene blue）和多柔比星（adriamycin）等。行周围神经阻滞、蛛网膜下隙或硬膜外隙阻滞，临床上均应严格掌握应用指征。

（二）常用神经阻滞方法

根据不同的病情、部位，采用不同的神经阻滞。近来，介导下神经阻滞术之比例逐渐增多。

1. 痛点阻滞　适用于腱鞘炎、肱骨外上髁炎、肩周炎及肋软骨炎等引起的局部疼痛，用 0.25% ~ 0.5% 利多卡因或 0.125% ~ 0.25% 布比卡因溶液等局麻药及复方倍他米松 1ml（5mg），行局部压痛点阻滞，每周 1 次，2 ~ 3 次为一疗程。

2. 眶上神经阻滞　适用于三叉神经第 1 支末梢范围的疼痛，以及该范围内带状疱疹后神经痛、肿瘤疼痛等患者。平卧位，头向前视，在患侧眶上缘内 1/3 处或在眉弓中间可触及眶上切迹，常规消毒后，用 6～7 号短针垂直刺人切迹，可有异感，穿刺到位后可注射药液1～2ml。

3. 滑车上神经阻滞术　适用于滑车神经支配区疼痛患者。患者仰卧，头正中位，眼前视，用长 3.5cm 的 7 号短针刺入鼻背根部与眉弓部交汇点，进针深度 1～1.5cm。可能引出异感，然后注入药液 2ml，拔针后轻压 3～5 分钟。

4. 上颌神经及其分支阻滞

（1）上颌神经阻滞术：适用于三叉神经第 2 支疼痛且使用眶下神经阻滞效果不佳者。取患侧向上卧位，确定颧弓中点和下颌切迹或称为"乙"状切迹中点。在两中点之间做一连线，取连线下 1/3 确定为穿刺点。用带有深度标记的长 10cm 的 7 号穿刺针垂直进针2.5～5cm 到翼突外板，调整穿刺针角度，对准瞳孔方向进针。寻找上唇或鼻翼异感出现，回抽无血，注药 2～3ml，或注射神经损毁药 0.5～1ml。用神经定位刺激器可以更准确地确定穿刺针到达靶神经部位。

（2）眶下神经阻滞术：适用于三叉神经第 2 支中眶下神经支配区的疼痛，以及该区域带状疱疹后神经痛、肿瘤疼痛等患者。患者取仰卧位，从直视瞳孔至同侧口外角做一垂直线，再从眼外侧联合或眼外眦至上唇中点做一连线，两线交叉点即为穿刺点。术者左手蹲指压住眶下缘保护患者眼球。取该点或在该点内下方 1cm 处为穿刺点，用长 3.5cm 的 7 号针向外上方刺入 0.5～1cm 深，即可达眶下孔。出现落空感，即表明针尖进入眶下孔内，此时患者出现放射至上唇的异感。也可从内侧穿刺入眶下孔，进针 1cm 后用左手固定针柄，回抽无血，注射药液 0.3～0.5ml，1～2 分钟后患者眶下区出现痛觉消失，确认阻滞成功，拔针后轻压穿刺处 3～5 分钟，用神经刺激器能准确确定该神经。注意穿刺针进入眶下孔不可进针过深或注入药物过多而产生高压，避免神经损伤。

（3）上牙槽神经神经阻滞：适用于三叉神经第 2 支疼痛伴随上臼齿、齿龈及附近颊黏膜疼痛者。患者取平卧位或坐位头后仰，以第二磨牙的上齿龈外侧为进针点，沿上颌骨面向后上进针 2～3cm，可达上颌粗隆处，一般无异感，磨牙麻木标志阻滞成功。

5. 下颌神经及其分支阻滞　适用于三叉神经第 3 支疼痛患者，疼痛区域较局限时，可先行颏神经阻滞或下齿槽神经阻滞，若疼痛区域较广泛，或上述阻滞失败时，则可行下颌神经阻滞。

（1）下颌神经阻滞术：常采用颞下窝路径，取侧卧，患侧向上，旁正中法同下文半月神经阻滞术，以颧弓中点与下颌切迹中点连线上 1/3 处为进针点。患者稍微张口，局部下用长 10cm 的 7 号穿刺针垂直刺入 4～5cm 触及翼外板，做距离皮肤 1cm 深度标记后，然后退针至皮下，再向外耳道方向或外后方重新进针达标记触及皮肤，出现下颌或舌部电击样感觉异常，提示针尖已触及下颌神经。

（2）下齿槽神经和舌神经阻滞术：患者仰卧、头前视位，让患者尽量将口张大。术者先用左手食指探入口腔内确定下颌骨支前缘，其位置高于下颌骨的最后磨牙。常规消毒后，用长 10cm 的 7 号局部针，在食指触及到的部位稍高处，将针刺入下颌支的内侧面与口腔黏膜之间。当针尖触及下颌骨内侧壁后，沿着下颌支的内侧面继续向后进针约 2～3cm，回抽无血，注射药液 2～3ml。舌神经位于下齿槽神经的前内方约 1cm 处。如果患者牙和舌的前部没有异感，也可以边退针边注射上述药液 3～5ml。

（3）颏神经阻滞：患者采用坐位或仰卧位，穿刺点定位在经瞳孔的垂线与下颌骨的上下缘中位线的交点。经穿刺点与皮肤呈 45°角向前下方刺入，直达骨面，寻找颏孔，进入颏孔时可出现异感，注药液 0.5～1ml，可使用神经破坏药。

6. 半月神经节阻滞术　半月神经节阻滞是靠近中枢部位的操作，具有一定的危险，本法适用于同时患三叉神经第 2、3 支甚至同时合并第 1 支疼痛，经颅外各分支治疗无效者。全身及颅内感染、有精神疾患为绝对禁忌证，高血压、冠心病、糖尿病患者应慎重。操作要点见第四章。

7. 膈神经阻滞术　常用来治疗顽固性呃逆及膈神经痛。患者去枕仰卧位，头转向对侧。在胸锁乳突肌锁骨头的外侧缘与前斜角肌间隙，距锁骨上 2.5～3cm 处为进针点，穿刺时术者用左手蹈指、食指捏起胸锁乳突肌，右手持穿刺针经皮丘沿胸锁乳突肌和前斜角肌之肌间沟平行、缓慢进针，在胸锁乳突肌下面向后、向内方向刺入深度约 2.5～3cm，出现刺破浅筋膜的感觉，同时可有阻力消失即可，不用刻意寻找异感。回抽无血、无气和脑脊液，即可注入 1% 利多卡因溶液 8～10ml 或 0.25% 布比卡因溶液 6～8ml。应用神经定位刺激器进行阻滞时，当穿刺针进至膈神经附近（针尖接近膈神经）时，可诱发穿刺侧膈肌抽动，表明穿刺成功，注意不可双侧同时阻滞。

8. 肋间神经阻滞　可在肋角处、腋后线和腋前线处进行神经阻滞。

9. 腰大肌间沟神经阻滞术（腰丛神经阻滞术）　适用于坐骨神经痛、股神经痛、隐神经痛、股外侧皮神经痛、急性腰肌损伤痛、腰椎骨质增生、腰肌疼痛等的治疗，以及腰椎间盘突出症及脊椎病引起的根性神经痛治疗。

操作方法：患者取侧卧位，患侧在上，确定两髂嵴最高点连线是第 4 腰椎棘突水平，在此连线下 3cm、旁开正中线 5cm 为穿刺点。用长 10cm 脊麻穿刺针垂直进针至第 5 腰椎横突，调整方向使针尖滑过横突上缘，再进针 0.5～1cm，注气出现阻力消失，说明针尖刺入腰大肌间隙内。回抽无血，注射药液 20～30ml。进行腰丛神经穿刺不要求刻意寻求异感，如不出现异感也可以注射药液，而且并不影响治疗效果。

10. 星状神经节阻滞　因其适应证广泛，效果确切，特别是对一些难治性疾病有效，临床广泛使用。在日本，疼痛阻滞治疗中星状神经节阻滞的应用率占全部神经阻滞的 60%～80%，我国使用率也逐年增多。

（1）适应证：星状神经节阻滞的适应证非常广泛。

1）全身性疾病：自主神经功能紊乱症、不定陈诉综合征、失眠症、全身多汗症、反射性交感神经萎缩症、慢性疲劳综合征、不明原因的微热和低体温、灼痛、过敏性皮炎、脂溢性皮炎、皮肤瘙痒症、原发性高血压症、低血压症、甲状腺功能亢进、甲状腺功能减退、食欲不振、起立性眩晕等。

2）头颈和颜面部疾病：头颈部疾病包括头痛（偏头痛、紧张性头痛、丛集性头痛、外伤后头痛等）、脑血管痉挛、脑血栓、脑梗死、脱发症、头面部带状疱疹等。颜面部疾病包括面神经麻痹、非典型性面部痛、咀嚼肌综合征、三叉神经痛等。

3）眼及口腔疾病：眼科疾病包括视网膜血管闭塞、视网膜色素变性、视神经炎、角膜溃疡、青光眼、过敏性结膜炎、眼疲劳等。口腔科疾病包括舌痛症、溃疡性口腔炎。

4）耳鼻喉科疾病：过敏性鼻炎、慢性鼻旁窦炎、突发性耳聋、耳鸣、渗出性中耳炎、梅尼埃病、良性阵发性头位眩晕、鼻阻塞、扁桃体炎、咽喉感觉异常症、嗅觉障碍、打鼾症。

5）口腔疾病：拔牙后疼痛、口腔炎、舌炎、牙龈炎、口腔溃疡、舌痛症。

6）颈、肩、上肢疾病：雷诺病、雷诺综合征、急性动脉阻塞症、颈肩臂综合征、外伤性颈部综合征、肩周炎、术后上肢水肿（乳房切除术后综合征）、带状疱疹、幻肢痛、断肢痛、网球肘、腱鞘炎、颈椎病、臂丛神经痛、手掌多汗症、冻伤、结节痛、腱鞘囊肿、腋臭症、带状疱疹、指甲纵裂症、指甲层状裂症、反射性交感神经萎缩症。

7）循环系统疾病：心绞痛、心肌梗死、窦性心动过速、神经性循环无力症。

8）呼吸系统疾病：慢性支气管炎、肺栓塞、肺水肿、过度通气综合征、支气管哮喘。

9）消化系统疾病：过敏性肠综合征、溃疡性结肠炎、胃炎、胃溃疡、消化性溃疡、便秘、腹泻、倾倒综合征、食欲不振、腹部胀满症。

（2）禁忌证

1）出、凝血时间延长及有出血倾向，或正在施行抗凝治疗者。

2）高度恐惧、小儿及精神异常等不能合作者。

3）局部炎症、肿瘤、气管造口者。

4）连续、强力咳嗽者。

（3）操作方法

1）取仰卧位，颈下垫薄枕，稍伸展颈部，令患者轻轻张口，以消除肌紧张。

2）穿刺点，在胸锁关节上方2.5cm处，即两横指处，离正中线1.5cm外侧。

3）穿刺针，长约3.5cm，7号针或5号针。

4）用左手食指和中指在胸锁乳突肌内缘，把颈总动脉挤向下侧，与气管分开，用中指触及第6颈椎横突的前结节，由此向尾侧1.3cm处稍向内侧C_7横突基底部刺入。

5）将针尖推进至横突基底部，碰骨质后，固定针，抽吸实验后，注入1%利多卡因10ml或0.25%布比卡因10ml。

6）如果针尖未碰骨质而通过横突之间进入时，可刺激脊神经，因而疼痛向上肢等处放散，表示针尖过深。

7）随意用破坏药是很危险的，若有需要，应行胸交感神经节阻滞为好。

（4）SGB的效果判断：星状神经节阻滞后，首先出现Homer综合征，表现有同侧瞳孔缩小、眼睑下垂和眼球内陷；其次出现结膜充血、颜面潮红、颜面肿胀感、鼻塞、星状神经节支配区域皮肤温度上升、出汗停止等。手掌的皮肤温度上升与发汗停止是星状神经节阻滞最重要的症状和体征。阻滞的次数以疾病的种类、严重程度而定，一些顽固性疾病，治疗次数有时需要30次以上方可出现疗效。一般每日或隔日一次，10次为1个疗程。

（5）SGB的可能并发症：误注入蛛网膜下隙，产生全脊麻导致呼吸抑制、心跳停止；在注药过程中，必须回抽，微量局麻药误入到椎动脉，即可以引起患者抽搐。

1）喉返神经阻滞：针尖过深、过浅或偏内时容易阻滞喉返神经，可导致声音嘶哑，发生率较高，约占20%。应向患者交代清楚，一旦发生，不宜进食、进水。

2）臂丛阻滞：针尖偏向外侧或过深刺入椎间隙，可能出现上肢运动麻痹，其发生率约占4%。

3）膈神经阻滞：穿刺部位过高或局麻药量过大，可以阻滞膈神经，应避免同时行双侧星状神经节阻滞，以防造成呼吸功能障碍。

4）气胸：于第 7 颈椎水平阻滞，针尖偏向尾侧时可能刺破胸膜顶而产生气胸。

5）硬膜外阻滞：穿刺针误刺入颈部脊神经根硬膜套袖内时可发生。此外，注入的药液在神经节周围的疏松结缔组织内上、下扩散时，也可由交通支周围经椎间孔进入硬膜外腔。

6）蛛网膜下隙阻滞：后入路和外前入路穿刺时易发生，前入路时很少发生。一旦发生，紧急行心肺复苏。

7）误注入动脉：穿刺过深误将局麻药误注入椎动脉内，而引起患者中枢神经性抽搐和呼吸、心跳停止；注药速度应缓慢，注药期间除密切观察患者反应，以避免和减少该并发症发生。

8）其他：局部感染；硬结、血肿等。

（邵竹青）

第八章　微创介入治疗疼痛

（一）电刺激镇痛术

1. 周围神经电刺激镇痛术　适用局限于一个神经分布区的顽固性疼痛，如坐骨神经痛、三叉神经痛、局限性带状疱疹后神经痛等。

手术在局部麻醉下进行，用经皮穿刺将刺激电极放置在预定刺激的周围神经的表面，并进行电刺激来验证电极放置的位置和神经。将刺激脉冲发生器埋植在电极附近的皮下组织内，将导线通过皮下隧道与刺激电极相连，检查电极与发生器之间的导线连接紧密后，缝合切口。根据患者疼痛的具体情况，调整刺激脉冲发生器的脉冲参数，刺激频率多在 5 ~ 500Hz 之间，电压 0.3 ~ 15V，波宽 0.1 ~ 1.0ms（毫秒）。以达到最佳的镇痛效果，进行慢性电刺激长期治疗。

2. 脊髓电刺激镇痛术　适用于交感神经功能失调和周围血管性病变引起的顽固性疼痛；部分幻肢痛和脊髓损伤后疼痛。

刺激电极植入常采用经皮穿刺的方法，在 X 线透视监测下将电极放置于疼痛相应脊髓节段的椎管内硬脊膜外隙。上肢痛者，电极一般置于 $C_6 ~ T_1$ 节段；躯干痛者，电极置于 $T_{2~8}$ 节段；下肢痛者，电极置于 $T_{9~11}$ 节段。进行脊髓电刺激试验，以患者自觉疼痛缓解、感觉舒适为宜。根据电刺激产生的异常感觉范围调整电极的位置，使异常感觉的覆盖范围适当超过躯体疼痛的范围。

（二）中枢靶控（程控）灌注系统植入术

该术适用于其他疗法无效或不能耐受药物不良反应的癌痛或慢性顽固性疼痛患者。

随着癌症发病率的提高，控制癌症的手段越来越多，癌症患者的生存期也越来越长。由此带来的最大问题就是癌症造成的疼痛。据统计，有 80% 左右的晚期癌症患者患有癌痛。剧痛使这些患者丧失了生活的希望和信心，严重影响了工作和生活质量。虽然目前的药物治疗、放疗、化疗、内分泌治疗、手术治疗、射频治疗等在处理癌痛方面发挥了巨大功效，但是对于一些慢性顽固性癌痛却束手无策。蛛网膜下隙靶控镇痛系统植入术，亦称可编程吗啡输注泵植入术，是近年来国际疼痛界治疗慢性顽固性癌痛的终极方法之一，对于其他疗法无效或不能耐受镇痛药不良反应的癌痛及其他慢性顽固性疼痛具有立竿见影的神奇疗效。目前欧美很多国家都已广泛开展这项技术，其结果是令人鼓舞的。反复多次实施蛛网膜下隙吗啡注射（每次注入的吗啡剂量不同），以测出 24 小时镇痛效果满意的吗啡最低剂量。然后经进入蛛网膜下隙的特制穿刺针置入导管，并将导管固定于邻近组织，同时将可调控吗啡泵置于腹部皮下，泵与导管之间通过皮下隧道相连。术后实施灌注程控调制，即根据疼痛缓解程度调整吗啡泵入量，直至达到满意的镇痛效果。一般 20 天左右注药一次。

（三）选择性射频热凝治疗三叉神经痛

该方法适用于保守或其他方法治疗无效的三叉神经痛。操作方法同半月神经节阻滞术，当针尖确实进入卵圆孔，此时拍摄侧位片，可见针尖位于斜坡突出部最高处。全部过程最好在 X 线荧屏监视下进行或采用脑 CT 三维扫描，以确定射频针在卵圆孔的位置。在刺激过程中如发现有咬肌或眼球颤动，提示电极接近三叉神经运动根或其他脑神经，电极需重新调整，直至定位准确为止。以温控射频热凝对靶点进行毁损，逐渐加温，温度控制在 60 ~ 75℃，分 2~3 次毁损，持续时间每次 1 分钟左右。若单纯三叉神经第 2 支或第 3 支疼痛发作，可采用眶下孔或侧入路选择性行三叉神经第 2 支或第 3 支射频热凝治疗。

（四）蛛网膜下隙神经破坏性阻滞

此方法适用于神经分布区的顽固性癌症疼痛；蛛网膜下隙破坏性神经阻滞尤其适合较局限的癌性躯体性疼痛、癌性鞍区疼痛，尤其是未保留肛门及已长期留置导尿的患者；顽固性带状疱疹后神经痛，见图 8-1。

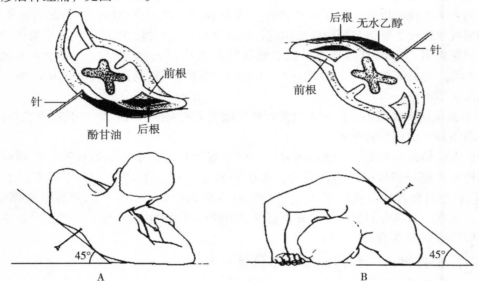

图 8-1 蛛网膜下隙神经破坏性阻滞操作方法
A. 蛛网膜下隙酚甘油阻滞体位；B. 蛛网膜下隙无水乙醇阻滞体位

操作方法：
（1）患者取侧卧位于可调整角度的手术台上，妥善固定体位。
（2）用无水乙醇阻滞时，疼痛侧在上；用酚甘油阻滞时，疼痛侧在下。
（3）常规体表皮肤消毒；在脊椎的棘突间隙用腰椎穿刺针穿刺，缓慢进针，边进针，边回抽，将针刺达蛛网膜下隙后，脑脊液多能自动流出。
（4）穿刺蛛网膜下隙成功后，旋转针尖斜面向患侧，注射无水乙醇时，患者改为前侧斜卧位，与手术台呈 45°角，疼痛侧在上，固定体位。缓慢注射无水乙醇，以减少扩散，此时药液借轻比重集中在蛛网膜下隙上部神经后根，从而达到最佳效果。
（5）注射酚甘油时，患者改为后侧斜卧位，与手术台呈 45°角，疼痛侧在下，固定体位，缓慢注射。
（6）注药后需测定皮肤的触觉和痛觉，判断阻滞范围是否准确和有无异常表现，必要时调整体位再继续注药。

（7）一般 0.5ml 无水乙醇可阻滞 2 个脊髓节段，疼痛区范围较广的患者，需多个穿刺点，但药量应控制在 2ml 以内，以避免累及前根或阻滞范围广造成循环系统抑制。酚甘油的剂量为 0.5～2ml，要依据具体的病情来确定，根据颈、胸、腰段蛛网膜下隙阻滞不同的部位，选用 5%～7.5% 酚甘油溶液。

（8）注药后保持原体位 60 分钟，使高浓度的药液充分作用于阻滞的神经根。注入乙醇后，受损神经的分布区可出现灼痛或感觉异常，持续数秒，逐渐减弱。

（五）腹腔神经丛乙醇阻滞

适应证：适用于治疗腹部肿瘤引起的疼痛，特别是胰腺癌痛。

操作方法：

（1）患者取俯卧位或侧卧位于 X 线或 CT 操作台上，开放静脉，常规监测。

（2）体表皮肤消毒；铺无菌单；穿刺应在 X 线或 CT 引导下进行，用 23 号 14cm 长的穿刺针，穿刺点为第 1 腰椎横突上缘或第 12 胸椎下缘，缓慢进针，边进针，边回抽，穿刺针尖端位于椎体前缘附近、腹主动脉旁。注入造影剂，观察造影剂分布范围。确认后，缓慢注射 1% 利多卡因溶液 5ml，15 分钟后，观察疼痛的变化、被阻滞的神经分布区的阻滞范围和阻滞程度，观察有无非阻滞区的神经功能障碍；询问患者原有疼痛的变化。

（3）注入局麻药后，腹腔神经丛阻滞成功的标志是腹部温热感、"轻松感"，疼痛消失，肠蠕动亢进和血压下降。出现上述阻滞效果后，确认无副作用，再注射乙醇行破坏性阻滞。

（4）腹腔神经丛阻滞的严重并发症发生率低。但在治疗前必须严格检查患者的生命体征，术中和术后密切观察。医生应该掌握腹主动脉、肾脏以及其他腹部器官之间的正常解剖关系，以及有关该阻滞的操作细节和经验。在术前应向家属讲清楚，并应办理术前家属知情同意签字手续。

（六）腰交感神经破坏性阻滞术

适应证：

（1）盆腔及下肢肿瘤疼痛、交感神经相关性疼痛。

（2）下肢缺血性疼痛：血栓闭塞性脉管炎、下肢雷诺病、难治性下肢缺血性溃疡、冻伤、伯格病、红斑性肢痛、肢端发绀症、静脉血栓形成、血栓性静脉炎等。

（3）下肢神经病：灼性神经病、断肢痛、幻肢痛、损伤性神经炎、外伤及手术后肿胀及疼痛、带状疱疹后神经痛。

（4）下肢多汗症。

操作方法：

（1）在 X 线透视下操作，患者取健侧卧位，屈颈弓背。头下和腋下部可加枕，尽可能使之舒适。在 CT 引导下操作，取俯卧位。对于下肢血液循环障碍的患者，应监测双下肢皮温。

（2）常规皮肤消毒，穿刺点可选在第 2、3、4 腰椎棘突上缘外侧，距中线 5～8cm 处。在 X 线透视下，或在 CT 引导下，穿刺点皮肤局部麻醉后，用 23 号 14cm 长穿刺针与皮肤矢状面呈 45° 角，向内侧缓慢进针约 3～4cm 到达横突，越过横突上缘再进针约 2～2.5cm，可刺到腰椎体侧面，X 线或 CT 定位，针尖位于交感神经节附近，回抽无血、无气，经造影确认无造影剂进入椎管、血管或胸腔。

（3）注入试验量 1% 利多卡因溶液 1ml。观察疼痛的变化、被阻滞的神经分布区的阻滞范围和阻滞程度，观察有无非阻滞区的神经功能障碍；询问患者原有疼痛的变化。若阻滞位置适当，患者下肢皮温会逐渐升高、肤色由苍白逐渐转为潮红。注入无水乙醇 3～5ml，然后拔除穿刺针。

（吴　峰）

第九章　中枢传导通路的损毁手术

第一节　脊髓后根入髓区切开术

一、概述

在 20 世纪 60 年代，人们发现脊髓后根入髓区（Dorsal root entry zone，DREZ）与痛觉传导有关，并开始探讨将其作为疼痛手术治疗的靶点。1972 年 3 月，法国里昂 Pierre Wei-theimer 神经病学研究所为一例 Pancoast 综合征患者实施了第一例 DREZ 切开术。同年，其他几例癌性疼痛患者也接受了同样的手术，术后疼痛缓解满意。此后，又有数例慢性神经源性疼痛患者接受了该手术，包括幻肢痛和臂丛神经撕脱伤后疼痛。随着对脊髓解剖结构的进一步研究和科学技术的发展，一些学者对该手术进行了改良，在显微外科切开术的基础上，又发展了射频、激光和超声毁损术；并且，随着脊髓电生理监测的开展，手术并发症显著下降，使得 DREZ 毁损术的应用得到了推广。

DREZ 包括后根分支、后外侧束以及脊髓后角的第 Ⅰ ~ Ⅴ 层。每一后根分成 4 ~ 10 个直径 0.25 ~ 1.5mm 的支根进入脊髓后角，根据后根传入神经纤维的粗细和目的地的不同，它们在 DREZ 进行重组，传递痛觉的细纤维位于传递触觉的粗纤维的周围。后外侧束位于后角的后外侧，在疼痛刺激传入纤维的调节中发挥了重要作用，其内侧部将每一后根的兴奋性冲动传至邻近的节段，而外侧部将中央胶状质的抑制性影响传递给邻近的节段。后角是感觉系统的第一次突触传递发生的部位，粗传入纤维投射至第 Ⅲ 和 Ⅳ 层，细传入纤维投射至第 Ⅰ 、Ⅱ 和 Ⅳ 层。伤害性传入信号在后角被神经元间的以及下行的联系所调控。

DREZ 切开术的范围应包括：①后根分支周围部分小的伤害性纤维（细纤维）；②后外侧束的兴奋性内侧部分；③后角最外层（Rexed Ⅰ ~ Ⅴ 层）。应保留 DREZ 中的抑制性结构，即到达后角的丘系纤维（粗纤维）和走行于后外侧束外侧部的中央胶状质内脊髓的固有联络纤维。DREZ 切开术是永久性破坏伤害性传入通路的二级神经元，即破坏了正常的伤害性传导通路，使伤害性刺激所致的疼痛缓解。同时，一些学者发现痛觉除了是对伤害性刺激传入的反应外，还与中枢神经系统内神经元自发放电有关，在一些传入神经阻滞性疼痛患者中，脊髓后角电生理活动异常活跃。破坏 DREZ 可同时消除脊髓后角的异常电生理活动，使疼痛缓解。

二、适应证

1. 癌性疼痛　患者应有较长的预期生存期，一般状况良好，能承受全身麻醉下的开放性手术，疼痛部位较局限。例如 Pancoast 综合征、肿瘤侵犯腰骶神经丛引起的神经源性疼痛以及周围神经、神经丛、神经根肿瘤所致的神经源性疼痛等。

2. 臂丛神经撕脱后疼痛　是 DREZ 切开术最好的适应证之一。术中，DREZ 切开的范围不应仅仅局限于损伤的节段，而应扩展至邻近的神经根，尤其是当损伤的水平与疼痛区域相一致时。

3. 脊髓或马尾神经损伤后疼痛　这些患者大多数都有脊柱外伤史，只有当患者的疼痛是节段性的，并且疼痛的区域与脊髓损伤的水平和范围相一致时，该手术才有效。若患者为 T_{10}（脊髓圆锥）以下脊柱外伤，特别是当疼痛位于下肢而不是会阴部时，是 DERZ 切开术较好的适应证之一。

4. 周围神经损伤后疼痛　如果疼痛主要是阵发性闪电样疼痛、痛觉异常或痛觉过敏，DREZ 切开术效果较好。例如残肢痛、幻肢痛、开胸术后肋间神经痛。

5. 带状疱疹后遗痛　对于 DREZ 切开术治疗带状疱疹后遗痛的疗效尚有争论，一些学者认为只有感染皮肤区的浅表疼痛可缓解，尤其是痛觉异常和痛觉过敏；持续的深部烧灼样疼痛缓解不满意，甚至可能加重，并且部分患者术后主诉新的紧束感。因此，在决定采用 DREZ 切开术治疗带状疱疹后遗痛时必须慎重。

6. 痉挛状态合并疼痛　DREZ 切开术还可阻断肌伸张反射的传入，降低肌张力，改善痉挛状态，对痉挛合并疼痛的患者疗效较好。

三、手术方法

患者全身麻醉，俯卧位，手术需在显微镜下进行。颈部手术的患者应用头架固定，使颈部屈曲。在相应疼痛节段行半椎板或全椎板切除术，纵行切开硬脊膜，显露患侧相对应脊髓节段的后外侧面。根据解剖或在电生理监测（肌电图）的帮助下进行脊髓节段的定位。沿着选定的脊髓手术区，在小根支进入后外侧沟入口的腹外侧纵向切开软脊膜，用显微剥离子沿 DREZ 区钝性分离，直达后角，可通过其颜色变为灰色加以辨别。用显微双极电凝低功率烧灼，扩大毁损范围，一般深约 3mm。脊髓后外侧动脉走行于后外侧沟中，其直径为 0.1～0.5mm，由后根动脉发出，并通过 Lazorthes 脊髓圆锥吻合环与 Adamkiewicz 动脉的前降支在尾端吻合，应注意将该动脉从后外侧沟游离出来并加以保护。

在臂丛神经撕脱的患者中，相应节段的脊髓变性萎缩，使后外侧沟的辨别具有一定的难度。可通过上下相邻的正常后根进行辨认；脊髓后外侧动脉也可帮助确定后外侧沟的位置；如果还难以确定后外侧沟的位置，术中刺激胫神经进行后柱体感诱发电位监测也是非常有帮助的。

除了用显微外科技术切开 DREZ 外，还可通过特定的射频电极对 DREZ 进行毁损。该电极的直径为 0.25mm，裸露的尖端长 2mm。毁损温度和时间决定毁损灶的大小，通常用 75℃，持续 15 秒，每隔 1mm 作一个毁损灶。

四、疗效及并发症

DREZ 切开术对臂丛神经撕脱伤后疼痛缓解率为 66%～87%。有报道回顾了在 Duke 大学用 DREZ 切开术治疗的 91 例臂丛神经撕脱伤后疼痛患者的资料，术后早期，91% 疼痛完全缓解；长期随访中，73% 疼痛缓解满意；口服阿片类药物的患者由术前的 85% 下降至 38%；5 例疼痛复发。

DREZ 切开术对脊髓损伤后的肢体疼痛疗效满意。一项研究回顾了 105 例脊髓损伤后疼痛患者的资料，83% 疼痛缓解满意。Falci 等报道 84% 疼痛缓解满意，Friedman 和 Nashold 报道 74% 疼痛缓解满意。

DREZ 毁损术对带状疱疹后遗痛的疗效尚不明确。在 Duke 大学，对 86 例带状疱疹后遗痛的患者进行了 96 次 DREZ 切开术，术后早期，53% 疼痛完全缓解，33% 疼痛部分缓解；3 个月后，47% 疼痛完全缓解，28% 疼痛部分缓解。而另一个报道显示长期随访中，18% 疼痛完全缓解，小于 50% 的患者疼痛部分缓解，作者认为带状疱疹后遗痛行 DREZ 切开术后疼痛缓解常不能持久。

对 DREZ 切开术在截肢后疼痛（残端痛和幻肢痛）中疗效的资料相对较少。有报道 9 例幻肢痛中 6 例疼痛缓解满意；6 例截肢相关性神经根撕脱伤中，5 例疼痛缓解满意。对仅有残端痛的患者疗效欠满意。

有学者报道了一组恶性肿瘤所致的神经源性疼痛患者，生存期为 1 个月至 4 年，在 46 例行颈段或胸段 DREZ 切开术的患者中，87% 疼痛缓解满意；35 例在腰骶段进行手术的患者中，78% 疗效满意。

与毁损节段相应的节段性感觉减退或缺失是 DREZ 切开术的一种不良反应，而不能称为一种并发症。由于大多数患者在术前就已存在感觉减退或缺失，因此该不良反应对患者生活质量几乎没有影响。DREZ 切开术的并发症主要为脊髓损伤，最常见的是同侧后柱损伤所致的同侧本体感觉障碍，或皮质脊髓束损伤所致的同侧肢体无力，发生率约为 5%，常见于胸髓的手术。

（吴　峰）

第二节　脊髓后正中点状切开术治疗顽固性内脏痛

一、概述

顽固性内脏疼痛一直缺乏一种安全有效的微侵袭手术治疗方法，传统的脊神经后根切断术、脊髓前外侧束切断术及脊髓前联合切开术等脊髓止痛手术，对于躯干和四肢疼痛的治疗效果较好，对内脏痛的治疗效果则多不满意，而且手术创伤较大，容易出现大小便功能障碍、肢体运动功能或感觉功能障碍等较严重的并发症。20 世纪 90 年代，Al－Chaer 和 Willis 等研究证实内脏痛觉的传导主要经同侧脊髓背柱（dorsal column，DC）的中间部向上传导至延髓薄束核，然后再经丘脑腹后外侧核投射到大脑皮层中央后回；进一步研究发现盆腔和下腹部的内脏痛觉传导，更主要是经由 DC 上传的。根据这一理论，1997 年美国的 Nauta 等最早报道了脊髓后正中点状切开术（punctate midiine myelotomy，PMM），手术在脊髓胸 8 水平进行，治疗宫颈癌引起的盆腔内脏痛，取得满意疗效。除术后出现暂时性下肢麻木以外，无任何严重并发症。此后，PMM 在临床上不断得到应用，主要治疗盆腔、腹腔或胸腔各种肿瘤引起癌性内脏痛。PMM 正是选择性地切断了 DC 中间部传导内脏痛觉的神经纤维，而不损伤脊髓丘脑束等其他的重要结构。手术在显微镜下操作，精确度高，创伤很小，操作简便，疗效肯定，安全性高，并发症少，患者易于接受，能够有效控制疼痛症状，减少麻醉止痛剂的用量，明显改善患者生存质量，为肿瘤患者的放疗、化疗、免疫治疗、生物治疗等其他治疗创造条件，是治疗各种顽固性内脏痛的有效方法。

二、适应证和禁忌证

适用于各种盆腔、腹腔、胸腔脏器肿瘤引起的癌性内脏痛，以及慢性炎症、放射治疗、化学治疗等其他原因所致的顽固性内脏痛。

三、手术方法

手术在全身麻醉下进行，患者俯卧位。根据疼痛部位及范围不同，选择 PMM 手术节段：盆腔痛一般在脊椎胸$_7$~胸$_8$节段施行，下腹部痛选择胸$_4$~胸$_5$节段，上腹部痛则选择胸$_2$~胸$_3$节段。胸腔痛由于对应的脊髓节段在高颈髓，手术可能造成呼吸肌麻痹等严重并发症，一般主张慎用 PMM。手术咬除相应脊椎的棘突，椎板正中开窗约 2cm×3cm 大小，沿中线纵行切开硬脊膜。在手术显微镜下用锋利的尖刀片在脊髓后正中沟的两侧分别各做一个宽约 2mm、深约 5mm 的点状切开，以切断 DC 中间部的内脏痛觉传导纤维。术中要注意保护脊髓后正中静脉，需先将其分离并向一侧牵拉后再切开脊髓后正中。脊髓切开的角度要与脊髓表面垂直，注意不要过多偏离中线或切开过深，以免损伤脊髓的其他重要结构。

四、疗效及并发症

PMM 治疗癌性内脏痛的疗效确切。1999 年，德国 Becker 等报道一例肺癌术后出现上腹部和中腹部疼痛，行胸$_4$ PMM 后，疼痛明显缓解。2000 年，韩国 Kim 等报道成功施行胸$_{1~2}$节段 PMM 8 例，均为胃癌引起的腹部内脏痛，63% 的患者疼痛缓解满意。美国 Nauta 等总结 6 例 PMM 治疗内脏痛，随访 3~31 个月，直至患者死亡，全部患者均无疼痛复发。2001 年，Vilela - Filho 等报道了采用 CT 监测下的经皮穿刺技术，成功治疗 2 例顽固性盆腔痛。近年来，Hwang 等和我们自己的临床经验，也表明 PMM 能够长期稳定地消除癌性内脏痛。

我们应用 PMM 治疗 4 例顽固性癌性内脏痛患者，3 例术后疼痛完全消失，1 例疼痛显著缓解，VAS 评分和 MPQ 评分较术前均显著降低（P＜0.01）。2 例因对吗啡依赖术后仍需要每天肌内注射吗啡 5~10mg，另 2 例不再使用吗啡。4 例患者术后都出现双下肢轻度麻木，3 例出现双下肢深感觉减退，持续 15~28 天后恢复，均无严重并发症发生。随访 5~13 个月，直至患者死亡，术后不同时间的 VAS 评分和 MPQ 评分较术前降低均有显著性差异（P＜0.01）。

PMM 治疗癌性内脏痛在显微镜下操作，创伤很小，操作简便，并发症少，除术后暂时性下肢麻木、深感觉减退以外，一般不会出现严重并发症。

（马　杨）

第三节　脑深部核团和痛觉传导束毁损术

一、丘脑感觉核团毁损术

（一）概述

丘脑是各种感觉的中继站，最初脑立体定向毁损术治疗顽固性疼痛的首选靶点就是丘脑的感觉核团，主要包括丘脑腹后内侧核（nucleus ventralisposteromedialis，VPM）和丘脑腹后外侧核（nucleus ventralis posterolateralis，VPL）。VPM 是三叉丘系的中继核，毁损后可以阻断头面部的痛觉传导；VPL 是脊丘系和内侧丘系的中继核，毁损后可以阻断躯干和四肢的痛觉传导。1949 年，He-caen 首先完成了丘脑腹后核（VC）毁损术，治疗疼痛取得较好疗效。此后，不断有学者尝试毁损 VPL 和 VPM 治疗各种疼痛，短期疗效显著，但容易出现感觉迟钝等并发症，长期随访有些病例疼痛复发。

目前，VPM 或 VPL 的毁损大多与脑内其他核团或结构的毁损联合应用，以增强止痛效果。其他可以用于治疗顽固性疼痛的丘脑核团还有丘脑枕核（pulvinar）和髓板内核群，后者包括中央中核（centromedian nucleus，CM）、束旁核（parafascicularis nucleus，PF）、中央旁核（paracentral nucleus，PC）和中央外侧核（central lateral nucleus，CL）等核团。髓板内核群是痛觉的非特异性投射纤维的主要中继核，丘脑枕核虽然不直接接受痛觉纤维的传入，但枕核通过中脑网状结构间接接受脊髓后柱和部分脊髓丘脑束的痛觉冲动的传入，然后对这些传入冲动进行整合，再投射到大脑皮层，所以，丘脑枕核和髓板内核群也常常作为治疗各种慢性疼痛的毁损靶点。

（二）适应证

适用于各种范围较大的慢性顽固性疼痛，躯干、四肢疼痛可选择对侧 VPL，头面部疼痛选择对侧 VPM。单侧疼痛可毁损对侧丘脑枕核，双侧疼痛或中线部位疼痛可毁损双侧丘脑枕核。至于髓板内核群，一般是同时毁损双侧。

（三）手术方法

手术需采用脑立体定向技术，在局部麻醉下进行。脑立体定向技术是根据立体几何学原理，先建立一个含脑内所有结构在内的立体坐标系，这样脑内任何靶点的具体位置都可以用三维坐标来精确表示和确定，然后将电极等手术器械导入预定靶点进行操作。术前先要给患者安装立体定向头架，头架的轴位面要尽量与前联合（anterior commissure，AC）和后联合（posterior commissure，PC）连线平行，并将头架牢固固定在颅骨上；然后进行 CT 或 MRI 扫描，测量并计算靶点的三维定位坐标。

常用丘脑核团的参考定位坐标为：①VPL：PC 前方 3～4mm，AC-PC 线上方 4mm，AC-PC 线旁开 15～17mm。②VPM：PC 前方 4～5mm，AC-PC 线上方 4mm，AC-PC 线旁开 8～10mm。③丘脑枕核：PC 后方 3～5mm，AC-PC 线上方 4～5mm，AC-PC 线旁开 10～18mm。④髓板内核群：AC-PC 线中点后方 7～8mm，AC-PC 线上方 1～2mm，AC-PC 线旁开 5～7mm。

手术时取额部头皮直切口，在切口中央颅骨钻孔一个，切开硬脑膜，先用微电极进行神经电生理监测和生理定位，进一步验证和确定靶点，然后导入射频毁损电极，65～85℃毁损60～120 秒，注意根据不同的靶点控制毁损的温度和毁损灶的大小。

（四）疗效和并发症

毁损 VPL 和 VPM 治疗各种疼痛，短期疗效显著，但容易出现感觉迟钝等并发症，长期随访疼痛复发率较高。目前，VPM 或 VPL 的毁损大多与脑内其他核团或结构的毁损联合应用，以增强镇痛效果、减少并发症。

1980 年，Yoshii 等报道 42 例接受丘脑枕核毁损的顽固性疼痛患者中，19 例疼痛缓解时间持续超过 1 年，其中包括癌性疼痛和脑卒中后的中枢性疼痛，这表明丘脑枕核毁损具有长期的止痛疗效。1987 年，Frank 等报道髓板内核群毁损术治疗各种疼痛的有效率可达87.5%，感觉迟钝等并发症的发生率为 10.1%，死亡率为 1.8%。1988 年，Laitinen 报道 11 例慢性疼痛患者施行 CM 毁损后 9 例获得了长期的疼痛缓解，且无并发症出现，说明 CM 毁损对慢性疼痛有较好的治疗作用。

二、中脑脊丘束和三叉丘束毁损术

（一）概述

中脑的脊髓丘脑束和三叉丘束分别是躯体和头面部的痛觉传导到达丘脑之前在脑内走行最集中的部位，也是切断疼痛的脊髓－丘脑通路的理想部位，可以用较小的毁损灶比较完整地阻断疼痛通路，所以毁损中脑传导束引起了学者们的极大兴趣和关注。最早的中脑传导束切断术是 1942 年由 Walke 在开放性手术直视下完成的，1947 年 Spiegel 和 Wycis 率先应用立体定向中脑毁损术治疗难治性面部疼痛取得成功。此后，虽然仍有学者在不断地尝试这种术式，但由于受到当时技术条件的限制，手术靶点定位往往不够精确，加之中脑结构重要而复杂，周围与许多神经和血管毗邻，手术容易出现比较严重的并发症，所以影响了中脑毁损术的广泛应用。直到 20 世纪 80 年代以后，随着神经影像学、立体定向技术和微电极技术的发展，脑内靶点定位的精确度有了极大提高，中脑毁损术的准确性和安全性大大改善，并发症的发生率显著降低，中脑毁损术重新受到重视，在各种顽固性疼痛的治疗研究中显示出了较好的应用前景。

（二）适应证

适用于偏侧性范围较大的躯体或头面部各种顽固性疼痛，躯体疼痛选择对侧中脑脊髓丘脑束，头面部疼痛选择对侧中脑三叉丘束。

（三）手术方法

术前给患者安装立体定向头架，然后行颅脑 MRI 扫描，计算靶点坐标。中脑脊髓丘脑束的参考定位坐标为：PC 后方 5mm，AC－PC 线下方 5mm，AC－PC 线旁开 7～10mm；三叉丘束位于脊髓丘脑束的内侧，其参考定位坐标为：PC 后方 5mm，AC－PC 线下方 5mm，AC－PC 线旁开 4～6mm。手术在局部麻醉下进行，电极导入靶点毁损前要注意进行电刺激，当刺激脊髓丘脑束时，会出现对侧躯体的疼痛、麻木、电灼或发凉等感觉；刺激三叉丘束时，则会出现对侧头面部的异常感觉。根据电刺激的结果来确定最终的毁损靶点位置。选择射频毁损电极应该直径小于 1.1mm、尖端裸露 2mm 以内，70～75℃毁损 40～60 秒。

术中要注意保持患者神志清楚并能很好地与医生交流和配合，在预计靶点附近反复进行电刺激，观察电刺激时患者对侧躯干或头面部感觉变化情况以及患者的眼球活动情况，术中电刺激结果是判断毁损靶点位置准确与否的最重要依据。毁损时要注意控制毁损的温度和时间，使毁损灶的直径不超过 3mm，以避免或减少对中脑其他结构的损伤。

（四）疗效和并发症

1987 年，Frank 等报道中脑毁损术治疗 109 例癌性疼痛，有 83.5%的患者疼痛缓解 2～7 个月，术后 10.1%出现凝视麻痹，长期感觉缺失只有 3 例，死亡率为 1.8%。1991 年，Bosch 等报道中脑毁损术治疗 33 例癌性疼痛和 7 例其他顽固性疼痛的随访结果，发现癌性疼痛组术后疼痛的近期缓解率和长期缓解率分别为 87.9% 和 59.3%，而非癌性疼痛组术后疼痛的近期缓解率为 57.1%。

（马　杨）

第四节　扣带回前部切开术

一、概述

扣带回在解剖上联系着纹状体、前丘脑、隔区、穹隆、海马、边缘系统和额叶皮质，功能上对控制各种行为、精神状态和情绪反应具有重要作用。早期的扣带回手术主要是用于治疗精神病引起的焦虑、忧郁、恐惧与强迫等症状。1962 年，Foltz 等开始应用扣带回前部毁损术治疗伴有抑郁的慢性疼痛，发现不仅能够显著改善疼痛患者的情感反应，而且可以明显缓解疼痛。由于慢性疼痛患者往往伴有情绪和精神状态的异常，而且疼痛与情绪的关系也非常密切，因此扣带回毁损切开后疼痛患者的焦虑、忧郁、恐惧与强迫等症状得到改善，疼痛也会有明显缓解。

二、适应证

适用于治疗各种伴有焦虑、抑郁、恐惧、强迫观念或行为等明显精神、情感异常的顽固性疼痛。

三、手术方法

术前常规安装立体定向头架，MRI 扫描，计算靶点坐标。扣带回前部的参考定位坐标为：侧脑室额角前端的后方 20～25mm，侧脑室顶上方 10～15mm，AC - PC 线旁开 1～2mm，中心靶点选择扣带回的中央部。手术在局麻下进行，取冠状缝前、矢状窦旁头皮直切口，颅骨钻孔，电灼切开硬脑膜及皮层。宜选用直径 1.6mm 或较粗的射频毁损电极，毁损时分别在扣带回的中心靶点及其上方和下方做一系列的毁损灶，每个点 80～85℃毁损 60～120 秒，使毁损的范围能够达到 10～15mm 长、4～6mm 宽，达到完全切开扣带回的效果。由于两侧扣带回的纤维有直接的交叉和联系，应该同时进行双侧扣带回前部的毁损，才能获得较好的止痛效果。

四、疗效和并发症

1988 年，Ballantine 等总结了对 390 例患者所施行的 557 次扣带回毁损术，发现对焦虑症状缓解最明显，由术前的 80% 降到术后的 38%；对疼痛的治疗价值也较大，由术前的 34% 降到术后的 15%。1999 年，Wilkinson 等的研究进一步证实双侧扣带回前部毁损切开对慢性非癌性疼痛有确切而持久的止痛疗效。2005 年，Yen 等报道采用双侧扣带回前部切开术治疗 15 例癌性疼痛和 7 例非癌性疼痛的长期疗效观察，50% 的癌性疼痛患者术后 6 个月时疼痛控制满意。

近年来，我们完成脑立体定向止痛手术治疗中枢性疼痛 12 例（包括单纯毁损右侧中脑脊髓丘脑束 1 例、左侧 VPL 1 例、双侧扣带回前部 2 例，分期毁损左侧中脑三叉丘系加双侧扣带回前部1例，同期联合毁损疼痛对侧中脑脊髓丘脑束加双侧扣带回前部3例和对侧中脑三叉丘系加双侧扣带回前部4例）。术后1周之内疼痛消失或基本消失（VAS和MPQ评分较术前降低≥75%）11例，明显减轻（VAS和MPQ评分较术前降低≥50%）1例，此例为单纯VPL毁损。所有患者VAS评分和MPQ评分较术前均显著降低（$P < 0.01$）。术后1个月时，上述11例止痛效果稳定，1例疼痛有所恢复。1个月以上长期随访，发现止痛疗效因毁损部位不同而有不同变化。单纯左侧VPL毁损1例术后6周疼痛逐渐加重，接近术前程度。1例单纯右侧中脑脊髓丘脑束毁损术后第7周疼痛复发，很快恢复至术前水平。2例单纯双侧扣带回前部毁损，1例于术后11周疼痛复发，另一例止痛效果持续8个月后疼痛复发，但2例患者术后焦虑、易激惹等精神、情绪异常均显著好转。8例行疼痛对侧中脑加双侧扣带回前部联合毁损的患者，术后随访6个月至41个月，1例术后第9周疼痛加重，1例术后第12周疼痛加重，但仍未达到术前的疼痛强度，强迫、焦虑等症状基本消失。其余6例在术后6个月时，止痛效果满意，VAS评分和MPQ评分较术前明显降低（$P < 0.01$），都不再服用麻醉镇痛剂；随访超过12个月的患者3例，2例止痛效果持久，1例在术后14个月疼痛开始逐渐加重，但仍未达到术前的疼痛强度。本组病例未出现昏迷、偏瘫、出血等严重并发症，其中中脑或丘脑毁损患者，术后均出现对侧躯体相应区域感觉减退；8例双侧扣带回前部毁损患者术后3～7天发生尿失禁，经脱水药物治疗后恢复正常；2例中脑毁损患者术后存在暂时性同侧动眼神经麻痹，主要表现为复视。

我们发现单纯毁损一侧丘脑、中脑或双侧扣带回前部的长期疗效不稳定，考虑可能与手术未将痛觉传导通路完全切断，或术后又形成了新的痛觉传导通路有关。比较而言，联合毁损对侧中脑传导束加双侧扣带回前部的长期止痛效果较为满意。我们认为顽固性疼痛的形成可能存在两个主要有关通路，一个是躯体感觉通路，另一个是情感反应通路，毁损一侧中脑的传导束能够阻断对侧头面部或躯体的疼痛躯体感觉通路，而毁损双侧扣带回前部能够阻断疼痛的情感反应通路。如能将一侧中脑和双侧扣带回前部联合毁损，就可以把上述两个通路同时阻断，因而会获得更为确切持久的止痛效果。

（王庆鹏）

第十章 术后镇痛技术

第一节 与手术后疼痛有关的基本问题

一、分类

（一）躯体疼痛（创口痛）

为手术直接波及的部位，如皮肤、肌肉、筋膜、关节、韧带、骨骼及神经等组织所致的损伤痛，表现为局限性、表浅性伤口处痛，定位准确，疼痛的程度与创伤的程度密切相关。

（二）内脏疼痛（牵拉痛）

内脏手术或牵拉到内脏所致的内脏痛，一般为深在性钝痛，其疼痛强度和内脏的敏感性有关。

二、手术后疼痛的发生机制

（一）神经末梢疼痛

1. 组织损伤　组织和末梢神经损伤后，炎症使血小板和局部肥大细胞释放化学介质，刺激痛觉神经终末感受器而致痛。这些介质包括缓激肽（BK）、K^+、5 – 羟色胺（5 – HT）、组胺、前列腺素（PG）、白三烯（LT）。

（1）组织损伤部位的变化

1）缓激肽：由激肽原在血浆前激肽释放酶的作用下转化生成。BK 可致痛，扩张血管并增加血管通透性，从而引局部红、肿、热、痛等炎性症状。此外，痛觉纤维的游离末端有 BKB 受体，BK 可激活此受体而兴奋痛觉纤维。

2）K^+：组织损伤后，细胞内 K^+ 外流，局部 K^+ 浓度升高，使此处的神经纤维去极化、兴奋。

3）5 – HT：由于炎症引起局部循环功能障碍，促使血小板凝集，同时释放 5 – HT。此系一种致痛物质，与神经纤维游离终末的 $5 – HT_3$ 受体结合，兴奋痛觉神经纤维。

4）组胺：由局部肥大细胞释放，具有极强的扩张血管、增加血管通透性和致痛作用，并能诱发瘙痒。

5）PG 和 LT（PG）：伴随组织损伤的细胞内 Ca^{2+} 浓度升高，可激活细胞内的信息传递链，Ca^{2+} 与细胞内的钙调节蛋白结合而激活细胞上的磷脂酶 A_2，促使与细胞膜上的磷脂质结合，生成花生四烯酸；花生四烯酸在环氧化酶作用下生成 PG。在脂质氧合酶作用下生成 LT。PG 的 PGE_2 和 PGI_2 有增强致痛、扩张血管及增加血管通透性的作用。LT 中的 LTB_4 具有促进白细胞游走和增强致痛的作用。

（2）化学介质：由炎性细胞释放的化学介质主要有细胞分裂素、PG、5 – HT，刺激痛觉神经终末感受器而致痛。

（3）神经肽：轴索反射释放神经肽，痛觉神经纤维在末梢有分支，多数游离终末分支作为痛觉感受器而起作用。如果刺激其中的一个，冲动可在向脊髓传导途中的末梢分支处进入其他分支逆向传导而释放神经肽如 P 物质、血管活性肠肽（VIP）、降钙素基因相关肽（CGRP），即轴索反射。这些神经肽可扩张血管和增加血管通透性，从而能加重炎性反应。

（4）去甲肾上腺素和 PG：交感神经末梢释放去甲肾上腺素、PG，当末梢神经损伤或炎症时，交感神经纤维释放的去甲肾上腺素直接作用于一次性向心性神经元而致痛。

（5）神经生长因子：神经鞘细胞和纤维肉芽细胞释放神经生长因子（NGF），有促神经肽生成，调节受体和膜通道蛋白合成的作用。同时，能增强对外部刺激的敏感性而形成痛觉过敏。

2. 神经损伤　手术操作引起的组织损伤可造成末梢神经的切断、压迫或牵拉。在靠近神经损伤部位的远端沿髓鞘发生变性（非特异性），一旦损伤血液 – 神经屏障，某细胞碎片被巨噬细胞吞噬。其后，在损伤神经一侧形成新芽（sprout）。此时，开始形成手术瘢痕；由于痛觉神经感受器和轴索的过敏而产生异常兴奋。

3. 末梢性过敏反应　由于局部损伤处痛阈降低，通常不感到疼痛的刺激也会产生疼痛，并扩大到损伤部位以外，因此，即使是弱小刺激也激活致敏的 Aδ 纤维和 C 纤维而诱发疼痛。

（二）中枢性痛觉过敏机制

1. 中枢性痛觉过敏　组织损伤后，持续的自发痛、痛觉过敏、异常性疼痛等形成末梢神经过敏反应。最近认为这与中枢神经系统过敏也有较大的关系，即损伤和持续的伤害性刺激可以诱发脊髓后角和其他中枢性痛觉传导通路内的神经细胞发生过敏反应。其结果，使脊髓后角细胞的自发性冲动（放电）增加，痛阈降低，对向心性传入刺激的反应增大，末梢神经感觉过敏范围扩大。如果反复刺激向心性纤维，脊髓后角细胞的活动增加，自发性冲动也延长。

手术引起的中枢神经过敏反应是由手术操作造成的直接组织损伤与神经损伤和继发于组织伤后炎症反应传入的结果。炎症引起的各种化学介质释放以及由此产生的高阈值性感觉神经过敏反应，将一直持续到伤愈。这些因素的共同作用而形成中枢神经系统的过敏反应。

2. 中枢性痛觉过敏的机制　由于手术造成的组织损伤、炎性反应和神经损伤形成伤害性传入刺激，引起脊髓后角细胞释放兴奋性氨基酸（EAA），EAA 反复刺激 AMPA/Kainate 受体，引起神经细胞膜的去极化而解除 Mg^{2+} 对 NMDA 受体的阻断，EAA 激活 NMDA 受体，提高神经元的兴奋性，使细胞内信息传递系统发生改变，从而产生中枢神经系统结构、功能的改变。

三、影响手术后疼痛的因素

影响手术后疼痛强度和持续时间的因素主要有以下三方面。

（一）患者因素

手术后疼痛的程度和持续时间常因人而异，而且影响因素很多，包括患者的性别、年龄和社会文化背景、受教育的程度、道德修养等。男性对疼痛的耐受性较强，一般老年人及小儿对疼痛反应较为迟钝。此外，患者的心理因素在疼痛中亦起着十分重要的作用，包括性格（例如内向性格的人对疼痛的耐受性强）、过去的经历、注意力的集中与分散、情绪的变化（如焦虑不安、烦躁可使疼痛加剧）、患者对疼痛的认识、周围环境及医务人员在患者心目中的地位及威望等均与手术后疼痛的程度密切相关。

（二）手术因素

手术后疼痛与手术种类、手术创伤的程度和部位有关。上腹部腹腔内手术，切口一般较大，手术操作涉及范围广，而且较深在，加之深呼吸或咳嗽动作时均有牵涉腹肌活动。手术伤口出现疼痛时，患者往往不敢做深呼吸其或正常呼吸，呼吸道有痰亦不愿咳嗽排痰，患者主诉切口疼痛得十分严重，这样常极易并发手术后肺部感染和肺不张。胸腔内手术，因切口较长，又撑开肋间隙或切断肋骨，胸壁创伤大，正常呼吸运动胸廓参与，因此手术后伤口稍有疼痛患者就很容易觉察，手术后自行限制呼吸运动以减轻疼痛，故施胸腔内手术的患者，肺不张及肺部感染性炎症较为常见。头、颈、四肢和体表手术后疼痛较轻，一般不需要应用麻醉性镇痛药，患者则能耐受。

（三）麻醉因素

手术后疼痛的发生及其程度和持续时间，与麻醉方法、用药种类及剂量有关。局部麻醉、神经干（丛）阻滞、蛛网膜下隙阻滞、硬膜外间隙阻滞等，一旦局部麻醉药的药效作用消失，手术创口即会出现疼痛，特别是用普鲁卡因时最为明显。利多卡因的药效消失稍慢。布比卡因是目前作用时间最长的局部麻醉药，药效可维持8h左右，手术后伤口疼痛的出现较其他局部麻醉药为晚，且较轻微，患者常能耐受，不需应用镇痛药物处理。

静脉复合麻醉或吸入全身麻醉的手术后疼痛情况，主要与麻醉诱导和麻醉维持期间所用的镇静药物和镇痛药物的种类和剂量有关，吸入全身麻醉手术后出现疼痛的时间较静脉应用普鲁卡因、肌肉松弛药复合全身麻醉为晚。

四、手术后疼痛对生理功能的影响

（一）对呼吸功能的影响

在胸腹部手术患者，伤口疼痛可引起反射性肌肉痉挛，限制肌肉运动（夹板样作用），从而呼吸浅快，通气功能降低。在上腹部手术患者，手术后疼痛可使肺活量（Vc）减少40%，功能余气量（FRC）降低50%~75%。Vc和FRC减低可持续1~2周。呼吸功能改变与疼痛在手术后最初的几小时内最为显著。这些改变又可促使患者手术后发生肺不张，结果使患者出现缺O_2和CO_2蓄积。早期缺O_2和CO_2蓄积可刺激分钟通气量代偿性增加，但长时间呼吸功能增加可导致呼吸功能衰竭。由此可见，手术后疼痛可延缓手术后患者呼吸功能的恢复。

在人胸部和上腹部手术后，由于膈神经中枢指令异常，可导致反射性膈肌功能障碍。在肺、胃和胆囊手术后均可有同样改变。阻滞T_4传入神经可使Vc和FRC降低的程度减轻。手术后硬膜外间隙应用布比卡因镇痛可使患者的Vc大致恢复至手术前水平，尤其是合并有肺疾病的患者。

（二）对心血管系统的影响

手术后疼痛刺激可以引起交感神经兴奋和患者体内内源性递质及活性物质的释放，从而影响心血管功能。疼痛可引发交感神经兴奋过度，导致心动过速以及心排出量、心脏做功和氧消耗增加，从而使心肌缺血和心肌梗死的机会增多。因恐惧疼痛而静卧，易发生静脉瘀血和血小板聚集，增加了发生深静脉栓塞的危险性。

（三）对神经内分泌和代谢功能的影响

手术后组织损伤所产生的前列腺素、缓激肽等活性物质使机体对有害刺激的反应阈降低，经 Aδ 和 C 纤维向脊髓后角的传入冲动增加。有害刺激可引起脊髓节段和高于相应节段的反应（节段上反应）。节段反应是切开皮肤导致相同或相邻脊髓节段的肌张力增高和交感神经反应。

节段上反应是：①通过原始的脊髓丘脑途径传至脑干网状结构、视丘下和边缘系统，此与情绪改变和精神恐惧等有关；②经脊髓视丘系统上传，脑干激活反应表现在唤醒反射、交感神经兴奋、循环和消化改变等方面；③在更高平面，特别是视丘平面，有害的疼痛刺激可启动神经内分泌反应，引起体内多种激素的释放，产生相应的病理生理改变。除一些促进分解代谢的激素如儿茶酚胺、皮质醇、血管紧张素 II 和抗利尿激素外，应激反应尚可引起促肾上腺皮质激素（AGFH）、生长激素（GH）和胰高血糖素的增加。在另一方面，应激反应导致促进合成代谢的激素如雄性激素和胰岛素水平降低。

从代谢角度看，内分泌改变的结果是分解代谢亢进和相对应的促合成代谢降低。结果导致血糖、乳酸、酮体和血游离脂肪酸浓度升高，氧耗增加，动员机体代谢底物储备。长时间的伤害冲动传入可导致高分解状态和负氮平衡，不利于机体的康复。

醛固酮、皮质醇和抗利尿激素使得机体潴钠排钾，从而影响体液和电解质的重吸收，引起患者体内水钠潴留，亦可引起外周和肺血管外肺水的增加，在某些心脏储备功能差的患者，甚至可引起充血性心功能衰竭。此外，内源性儿茶酚胺使外周伤害感受性神经末梢更为敏感，使患者处于一种疼痛→儿茶酚胺释放→疼痛的不良循环状态中。有效的手术后镇痛措施不仅能有效阻断手术后的内分泌和代谢反应，而且也能部分阻滞儿茶酚胺升高反应，降低皮质激素和垂体激素升高的程度。

（四）对胃肠道和泌尿系统的影响

疼痛引起的交感神经系统兴奋可反射性抑制胃肠道功能，平滑肌张力降低，而括约肌张力增高。临床上患者表现为肠麻痹、恶心、呕吐等不良反应。疼痛也可引起尿道和膀胱功能降低，继之排尿困难，导致患者尿潴留，增加了相应并发症的发生率，如与导尿有关的泌尿系统感染。

（五）对凝血功能的影响

疼痛等应激反应对凝血功能的影响包括：血小板黏附功能增强、纤维蛋白溶解功能降低，使机体处于一种高凝状态，这对临床上某些有心血管或脑血管疾患或已有凝血机制异常的患者尤其不利，甚至可引起手术后致命性并发症，如血栓形成造成的心肌梗死和脑血栓。

（六）对机体免疫功能的影响

与疼痛有关的应激反应可以明显抑制机体的免疫反应机制，使患者出现明显的免疫功能异常。细胞免疫功能异常主要表现为淋巴细胞减少，白细胞增多，中性粒细胞趋向性减弱，单核细胞的活性降低和网状内皮系统抑制。此可能主要与白细胞介素－2产生减少有关。手术后患者的体液免疫功能也降低，不能产生特异性抗体。这些因素使手术后患者对病原体的抵抗力减弱，手术后感染和其他并发症的发生率明显增多。肿瘤患者手术后疼痛等应激反应的结果可使体内杀伤性T细胞的功能减弱，数量减少。另一方面，应激引起的内源性儿茶酚胺、糖皮质激素和前列腺素的增加均可造成机体免疫功能的改变，甚至导致残余肿瘤细胞的手术后扩散。

（七）对精神状态的影响

疼痛刺激能使患者出现恐惧、不安、易怒、失眠和悲观厌世；甚至一种无援的感觉，这种心理因素加之上述疼痛的不利影响，无疑延缓了患者手术后的康复过程。在一些患者甚至可遗留下较为严重的精神并发症。

（王庆鹏）

第二节　手术后疼痛的特征和评估

一、手术后疼痛的特征

手术后早期患者的疼痛一般为手术伤口痛，即手术各层组织切口和分离组织损伤愈合前的疼痛，常为刺痛或电击样疼痛。另一方面为手术后管腔类脏器功能完全恢复前的胀气、积液等造成的胀痛和牵拉痛。此外，还有使组织更牢固接触的植皮和止血等所致的填塞等造成的胀痛以及手术后组织反应所致水肿引起的胀痛。

二、手术后疼痛的评估

（一）主观评估

根据患者的主观感觉来测定疼痛的程度，主要由患者自报，受试者可以口述，也可以非口述，其测定内容可以是单维的或多维的，以评分量表（rating scale）为临床最常用的测痛方法。

1. 口述描绘评分法（verbal descriptor scales，VDS）　这种方法采用形容词描述疼痛的强度，一般采用 3~5 个形容词，如 Keele 1948 年描述疼痛的程度为无痛、轻度痛、中等痛和剧痛；Melzack 和 Torgerson 提出轻微痛、不适痛、痛苦痛、严重痛和剧烈痛 5 级痛。

2. 数字评分法（numeral rating scale，NRS）　为临床上更为简单的评分法，患者直接用 1，2，3，4，5 来记录疼痛的程度，这种方法易于被患者所理解，并且可以用口述或书写的方式来表示。

3. 视觉模拟评分法（visual analogue scale，VAS）　该法最早用于心理学中检查人的情绪（如焦虑、抑郁）量的变化，以后引入疼痛的测定。方法是将一根长 10cm 直线的中间划分 10 等份，一端为代表无痛，另一端 10 代表最剧烈的疼痛，由患者估计其疼痛的等级，并标在线上的相应位置以表示疼痛的程度。关于直线放置的位置有横、竖两种，有人经过观察认为横、竖之间无差别。按照中国人的阅读习惯，横线以从左到右为佳。

VAS 方法简易，较 NRS 灵敏，是临床上较常用的测痛方法，用于评估疼痛的缓解程度优点更多。

4. 麦吉尔疼痛问卷（McGill pain questionnaire，MPQ） 为多维因素自控测痛法，该调查表从生理及心理学角度，将疼痛的性质分为感觉、情绪与评价三维结构，各制成一个评分量表。MPQ 由 78 个形容词组成，分三大组 20 个亚组，即感觉组 1～10 亚组，情感组 11～15 亚组和评价组 16 个亚组，其他类 17～20 亚组，每个亚组由 2～6 个疼痛描述词组成，这些描述疼痛强度的词语按其强度递增的方式排列。从这个调查表中可以得到疼痛评定指数（pain rating index，PRI）和目前疼痛强度（present pain intensity，PPI）等。MPQ 的局限性在于需要具有一定文化教育水平的患者才能完全理解、掌握、应用。

5. Prince Henry 疼痛评分法 是利用咳嗽和深呼吸等呼吸运动来评价疼痛的一种方法。0 分：咳嗽时无痛；1 分：咳嗽时有疼痛，但深呼吸时无痛；2 分：深呼吸时有疼痛，安静时无痛；3 分：安静时微痛；4 分：安静时有剧痛。该方法的优点是能够评价安静至运动时的疼痛。但手术后频繁地让患者咳嗽或深呼吸会加重患者的痛苦。

6. 其他 根据世界卫生组织标准和手术后患者的临床表现，有人将手术后疼痛的程度分为如下四级。0 级（无痛）：患者咳嗽时，切口无痛。1 级（轻）：轻度可忍受的疼痛，能正常生活，睡眠基本不受干扰；咳嗽时感受切口轻痛，但仍能有效地咳嗽。2 级（中）：中度持续的疼痛，睡眠受干扰，需要应用镇痛药物；患者不敢咳嗽，怕轻微振动，切口中度疼痛。3 级（重）：强烈持续的剧烈疼痛，睡眠受到严重干扰，需要应用镇痛药物治疗。

（二）客观评估

由于痛觉是一种主观精神活动，进行客观评价极为困难，只能依靠间接法进行综合分析。呼吸功能，特别是 1s 最大通气量的测定，对评价胸部和上腹部手术后疼痛具有一定的作用；血压和心率的变化受多种因素的影响且并不准确；血中激素浓度的测定因费用高，从而在临床上不宜采用。有人在应用 VAS 主观评价疼痛的基础上，再由护士根据下列 5 个方面的评分进行客观评价较为适用（表 10-1）。

表 10-1 手术后疼痛的客观评价得分

主诉	肌紧张、体动	呼吸参数
1	无痛	能够轻松地改变体位，四肢移动平稳	能够完全按要求进行深呼吸
2	仅在体动时有疼痛	如果需要，可在短时间内改变体位，四肢移动平稳	勉强可以完成深呼吸
3	即使在安静时也感疼痛	在别人帮助下，勉强移动四肢但能忍受	呼吸平稳，间或完成深呼吸或改变体位
4	主诉有疼痛	改变体位，即感全身紧张	即使在指导下仍不能完成深呼吸
5	不断呻吟，诉说疼痛	全身高度紧张，完全不能对指令做出反应	呼吸表浅，偶尔出现憋气

三、手术后疼痛治疗效果的判断标准

1. 无效 与治疗前比较疼痛无变化。
2. 中度缓解 疼痛减轻，需要应用镇痛药物。

3. 完全缓解　患者完全无痛。

（李　伟）

第三节　常见手术后疼痛的治疗方法

一、头面部手术后疼痛

（一）眼科手术

虽然眼科手术的范围比较局限，但眼眶区血管神经分布丰富，眼球又是一个十分敏感的器官。大部分眼科手术可以在表面麻醉、局部浸润麻醉和球后神经阻滞下完成。手术后患者的头部应抬高 15°~20°，绝对保持安静，防止眼内压升高及伤口充血。

如果伤口疼痛、患者躁动、情绪波动、血压升高、恶心呕吐、缺 O_2 和 CO_2 蓄积等均有可能导致眼压增高，能使伤口裂开，眼内容物脱出，甚至压迫视神经，导致失明等严重后果。因此，手术后镇痛和镇静对眼科手术后患者的恢复非常重要。

眼科手术后患者的疼痛一般不太剧烈，除非诉说剧痛者，一般不需要应用麻醉性镇痛药。因为这类药物如吗啡易引起恶心、呕吐和呼吸抑制，使眼内压增高。如果必须使用麻醉性镇痛药，如手术涉及眶周围骨膜的眶内容剜出术患者，可用哌替啶。同时加用适量的镇吐药物，例如甲氧氯普胺。也可应用哌替啶和异丙嗪合剂 1/2 或冬眠 1 号 1/2，不仅具有镇静镇痛作用，而且具有抗组胺和一定的降血压作用，有防止伤口渗出、充血和维持眼内压的有益作用。

对于大多数非剧烈疼痛者，可应用一般的非麻醉性镇痛药，例如氟哌利多 0.02mg/kg 静脉注射，具有神经安定和抗呕吐作用。地西泮具有抗焦虑、镇静、遗忘作用，可口服 2.5~5.0mg 或肌内注射 5~10mg。但地西泮具有散瞳作用，不宜用于闭角型青光眼患者。罗通定 50~60mg 肌内注射，也能达到镇痛与镇静作用。

在手术后眼内压增高所致的眼痛患者，在应用镇痛和镇静药物的同时，也应使用降眼压药物，如口服乙酰唑胺 0.25g 或双氯磺胺 25mg，以抑制房水形成，必要时口服 50% 甘油 130ml 或静脉滴注 20% 甘露醇，亦能减少房水的形成。

（二）耳、鼻、咽、喉手术

耳、鼻、咽、喉手术局限于头颈部，神经支配为脑神经和颈丛神经，其骨性标志明显，易与寻找定位。不少手术直接在呼吸道内操作，易干扰呼吸和发生误吸。因此耳、鼻、咽、喉科手术后患者的镇痛治疗，不仅应考虑手术部位的特殊性，而且亦应注意维持呼吸道的保护性反射，防止误吸及呼吸道梗阻十分重要。

鼻、咽、喉手术后，伤口渗出、出血、水肿、脓肿或呼吸道解剖畸形等均可有不同程度的呼吸道梗阻。另外咽喉部血液和分泌物聚积亦能刺激迷走神经，使迷走神经张力增高。如果应用过量的麻醉性镇痛药，将抑制咽喉保护性反射而易发生误吸，甚至呼吸道阻塞、窒息。麻醉性镇痛药引起的恶心呕吐也可污染手术伤口。因此，除非剧痛，一般不主张应用强效麻醉性镇痛药。可用地西泮 5~10mg 静脉注射，具有镇静和抗焦虑作用；对于有呼吸道阻塞症状的患者，地西泮的用量应减少。也可联合应用曲马朵 1mg/kg 静脉注射或 50~

100mg 口服；或含化二氢埃托啡 20μg，必要时 3～5h 重复，以达到镇静和镇痛的目的。对于剧痛难忍情绪不安的患者，可肌内注射哌替啶 30～50mg，同时应用异丙嗪 25mg 或氟哌利多 2.5～5.0mg。

内耳手术可涉及前庭而引起手术后恶心、呕吐、眼球震颤和头痛，可静脉滴注氟哌利多 5～10mg，配合罗通定 40～60mg 肌内注射，也可静脉注射冬眠 1 号或冬眠 4 号 1/2。据报道，在实施扁桃体手术的患者，于切开扁桃体筋膜前用 0.25% 布比卡因加 1 : 200 000 肾上素作膜内周围浸润，手术后可维持 5～6d 的有效镇痛作用。

（三）口腔和颌面部手术

口腔、颌面部手术离大脑组织近，神经丰富；大部分手术在体表和骨组织上进行，手术刺激大；所以手术后患者的疼痛常较剧烈。部分手术在呼吸道周围操作，有可能干扰呼吸和发生误吸。手术后常需在头颈部包扎固定，有时需要采取特殊固定措施，如颌间或颧间固定、口内护板或特殊头颈部位置等，常不利于保持呼吸道通畅，故手术后应尽可能保持患者清醒或保护性反射存在。手术后疼痛常使患者躁动不安和血压增高，能引起伤口出血、缝合处撕裂、带蒂皮瓣或皮管撕裂、其他植入的人工代用品被破坏等。呕吐可污染伤口，影响手术效果。此时手术后镇痛和保证患者平稳恢复是个关键。口腔、颌面部手术部位不同，手术后镇痛治疗方法亦不同。

对于实施面部整形手术的患者，手术后疼痛可采取小剂量地西泮（2.5～5mg）或氟哌利多（5mg）加小剂量的芬太尼（30～50μg）缓慢静脉注射，不仅能保持患者清醒和情绪稳定，而且具有良好的镇痛和镇吐作用。3～5h 后可重复使用。用面罩给患者吸入 20%～40% 的 N_2O 具有良好的镇静和镇痛作用，对生命体征影响不大，而且咳嗽反射、吞咽反射不受影响。也可用小剂量哌替啶（25～50mg）及异丙嗪（12.5～25mg）肌内注射。氯胺酮麻醉后患者出现恶心和躁动时，可用地西泮 0.02～0.04mg/kg 静脉注射，效果不好者可静脉注射催醒药物如毒扁豆碱 1mg 使其清醒。

对于实施口腔内手术（如腭裂修复术和口腔恶性肿瘤切除术）和施颌间或颧间固定手术的患者，手术后要求患者尽早清醒和呼吸道通畅。所以镇痛药物的使用需特别慎重。对于轻、中度疼痛患者，可给予地西泮 5～10mg 和二氢埃托啡 20μg 肌内注射，或氟哌利多 2.5mg 和曲马朵 50μg 静脉注射。对于出现躁动和恶心呕吐的患者，可静脉注射地西泮 2.5～5.0mg 和氟哌利多 2.5～5mg，伍用昂丹司琼 4～8mg 静脉注射可有效防治手术后呕吐。对于疼痛剧烈者，可静脉注射芬太尼 25～50μg 和氟哌利多 2.5～5mg，但需严密观察。手术后也可根据手术部位施局部神经阻滞，如眶上、下神经阻滞，三叉神经第二、三支阻滞等。用 0.25%～0.5% 布比卡因（2.5mg/kg）加 1 : 200 000 肾上腺素实施神经阻滞可维持手术后镇痛 4～6h。

（四）颅脑外科手术

对于颅脑手术患者，手术后尽快恢复意识和呼吸道保护性反射十分重要。这类患者对镇静、镇痛药物的耐量往往甚小。另外由于手术与麻醉的影响，手术后患者对痛反应不甚敏感，大多数不需要进行镇痛治疗。如果需要，应严格遵守以下原则：

（1）在患者完全清醒前，尽量不用具有明显呼吸抑制作用的镇痛药物，如阿片类药物。因呼吸抑制所致的缺 O_2 和 CO_2 蓄积可增高颅内压和导致病情恶化。

（2）镇静药物的用量要小，以免影响对病情的观察。如鲁米那0.1g或地西泮5～10mg肌内注射较为安全。手术后在ICU病房，可静脉滴注咪达唑仑或丙泊酚保持患者安静，咪达唑仑的负荷量在0.1～0.2mg/kg（30min内静脉注射），随后可根据患者反应以0.05mg/（kg·h）的速率进行静脉滴注。丙泊酚的静脉滴注速率为2～4mg/（kg·h）。静脉滴注中可采用以下评分系统（表10-2）来帮助调节咪达唑仑和丙泊酚的静脉滴注速率。一般维持患者镇静评分于2～3即可。

表10-2　手术后患者的镇静评分系统

评分	患者表现
1	焦虑，或烦躁和不安，或两者均有
2	合作，定向力正常，安静
3	仅对指令有反应
4	入睡，但对叩击眉间或强声刺激有敏感的反应
5	入睡，对叩击眉间或强声刺激反应迟钝
6	无反应

（3）避免使用可增加颅内压的药物如氯胺酮。可应用神经安定药，例如氟哌利多5mg，异丙嗪25～50mg肌内注射。

（4）如果有颅内压升高的征象，应采取降低颅内压的相应处理措施，如快速静脉滴注20%甘露醇溶液1～2g。地塞米松5～10mg或氢化可的松100～200mg静脉注射。

（5）如果手术后患者已完全清醒，呼吸道通畅且无颅内压增高的征象，对患者的疼痛必须进行及时有效的处理。因疼痛所致的烦躁、血压升高和恶心呕吐也不利于患者手术后的恢复。镇痛药物可选用哌替啶50mg和异丙嗪25mg肌内注射或芬太尼50～100μg加氟哌利多5mg缓慢静脉注射；小剂量吗啡（2～4mg）间断静脉注射或吗啡2～3mg/h持续静脉滴注，均可达到满意的镇痛和镇静作用，阿芬太尼的排泄半衰期短和分布容积较小，从而作用快，持续时间短暂，血流动力学影响轻微和呼吸抑制作用消失迅速。以12～24μg/（kg·h）的速率静脉滴注具有满意镇痛作用。为保证患者镇静，可间断静脉应用咪达唑仑5mg。用药后需严密观察患者对药物的反应、镇痛效果及生命体征，及时调整用药剂量和处理不良反应。

也可选用罗通定、曲马朵、二氢埃托啡、喷他佐辛、依达拉克（idarac）、氟喹安苯酯（floctafenine）等口服或肌内注射。

二、胸部手术后疼痛

胸部手术创伤大，胸壁的完整性往往受到破坏，所以对呼吸、循环等生理功能的影响十分明显，手术后患者苏醒后，伤口疼痛也甚为剧烈，呼吸活动可使伤口疼痛更为严重，使患者不敢深呼吸，尤其是手术切口涉及肋骨和胸骨的患者，从而患者的潮气量和肺活量降低，肺部合并症增加。众多研究表明，胸部手术后合理应用镇痛治疗不仅能解除患者的痛苦，而且能明显改善呼吸功能，降低肺部并发症的发生率。所以，近年来对胸部手术后的镇痛治疗十分重视，探讨了各种途径与方法，取得了明显的进展。常用方法如下。

（一）麻醉性镇痛药

胸部手术后疼痛剧烈，常需应用强效麻醉性镇痛药，如哌替啶 1.0～1.5mg/kg 肌内注射或 0.5～1.0mg/kg 静脉注射，或吗啡 5～10mg 肌内注射或 2～5mg 静脉注射。但是，患者对阿片类药物的反应具有明显的个体差异，而且肌内注射后该类药物的吸收不确切。研究表明，胸部手术后采用肌内注射或分次静脉注射阿片类药物时，50% 以上患者的镇痛效果不满意，不良反应的发生率高，反复用药后易导致药物过量，所以目前仅用于胸壁手术（如单纯乳房切除术和胸壁结核清除术）和手术后疼痛不太剧烈的胸内手术患者。联合应用神经安定药能够增强麻醉性镇痛药的镇痛效果，如异丙嗪、氟哌利多和咪达唑仑等。

在胸部手术后患者的镇痛治疗中，PCA 明显优于肌内注射或分次静脉注射阿片类药物。在开胸手术后，与肌内注射丁丙诺啡镇痛的患者相比较，应用 PCA 患者的肺部并发症和手术后发热的发生率较低，用药量较少，镇痛效果更好。常用药物：①芬太尼 0.02～0.05mg/次，间隔时间为 5～10min；或以 0.02～0.1mg/h 的速率持续静脉滴注；②吗啡 0.5～2.0mg/次，间隔时间为 10～20min，或以 5～10mg/h 的速率持续静脉滴注；③阿芬太尼 0.1～0.2mg/次，间隔时间为 5～8min；④舒芬太尼 0.002～0.05mg/次，间隔时间为 5～10min。如果患者镇静效果差，可联合应用咪达唑仑 0.05～0.08mg/（kg·h）或丙泊酚 4～6mg/（kg·h）静脉滴注。使用 PCA 的初期，应根据患者对药物的反应、镇痛效果和镇静的程度，对药物的剂量和给药间隔进行及时调整。

（二）肋间神经阻滞

在关闭胸腔前，由手术医师将长效局部麻醉药如 0.25% 布比卡因于直视下直接注射至胸壁切口椎旁的肋间神经，每点注药 5ml。采用连续肋间神经阻滞时，关闭胸腔前要将一根细的给药导管留置在切口内，将给药导管的末端置于肋间神经位置，手术后疼痛发生时，经给药导管注入长效局部麻醉药 6～8ml。如果手术后需要，也可由麻醉医师在患侧背部经皮穿刺施行肋间神经阻滞。此法安全可靠，并发症少，对手术后肺功能具有明显的改善作用。

（三）胸椎旁神经阻滞

与肋间神经阻滞一样，具有操作简单，镇痛效果满意等优点，可采用单次和置管连续给药法。

（四）硬膜外导管注药

在胸部手术后患者的疼痛治疗中，尽管静脉 PCA 较肌内注射阿片类药物具有明显的优点，但其与硬膜外导管注药镇痛相比较，静脉 PCA 具有镇痛效果较差，用药量较大和镇静作用更强等缺点。因此经硬膜外导管注射阿片类药物或长效局部麻醉药，或两者合剂是目前胸腹部手术后最常用的有效镇痛方法。

1. 硬膜外导管的位置　应用低脂溶性阿片类药物如吗啡时，胸部或腰部硬膜外间隙置管均可达到满意的镇痛效果，但胸部硬膜外间隙给药时的延迟性呼吸抑制发生率较高。应用高脂溶性阿片类药物（如芬太尼和舒芬太尼）和长效局部麻醉药时，则需要在胸部硬膜外间隙置管。

2. 置管和给药的时间　胸内手术大多在全身麻醉下进行。拟施手术后硬膜外间隙给药镇痛的患者，一般主张手术前或麻醉前给患者置入硬膜外导管，并给予试验剂量以确定硬膜外导管的位置。手术中即可开始给药，能更有效地控制手术应激反应。如分次注射 0.25%

布比卡因和芬太尼（5μg/ml）混合液，每次2ml，间隔时间20min以上。手术中也可采用微量泵进行连续硬膜外间隙给药，在手术结束即可产生满意的镇痛作用。在短小手术患者，手术结束可在硬膜外间隙先注射镇痛溶液5～10ml，以缩短镇痛作用的起效时间。

3. 常用药物和用法　可采用间断给药和持续滴注法。间断给药时，通常是将芬太尼50～100μg，或哌替啶30～100mg，或吗啡1～2mg用生理盐水稀释至10ml，在手术后疼痛发生时一次注入，布比卡因的常用浓度为0.125%，每次5～10ml。连续滴注给药时，滴注速率如下：芬太尼30～100μg/h；哌替啶10～25mg/h；0.125%布比卡因5ml/h；0.125%布比卡因和3～5μg/ml芬太尼混合液3～7ml/h；0.125%布比卡因和哌替啶（1～2.5mg/ml）混合液3～7ml/h。一般不主张连续胸部硬膜外间隙滴注吗啡，因为其延迟性呼吸抑制的发生率高。

4. 胸内手术后镇痛中的特殊问题　在开胸手术后，手术侧肩部疼痛是一棘手的问题，可发生在完善的胸壁镇痛情况下。其病因目前仍不清楚，可能与膈传入神经引起的膈肌刺激、膈肌的肋间相关区牵涉性疼痛或胸膜腔引流管刺激肺顶引起的疼痛等有关。可能的治疗措施包括：①增加硬膜外间隙镇痛药物的用量，如补加芬太尼50～100μg或哌替啶30～50mg；②通过胸膜腔引流管注入含1∶200 000肾上腺素的0.5%布比卡因20～50ml，并夹闭胸膜腔引流管10～15min；③肌内注射或静脉注射酮咯酸（ketorolac）60mg，然后每6h再应用30mg；④拔出胸膜腔引流管2～5cm。虽然应用酮咯酸是治疗该合并症的最有效方法，但在低血容量情况下有发生肾脏毒性作用的危险，需严密监测肾功能。

（五）经皮电刺激法

经皮电刺激神经方法，其优点是费用低、操作和使用简便，无不良反应。但镇痛效能弱，一般仅可作为胸部手术后镇痛治疗的辅助措施。

三、腹部手术后疼痛

腹部外科主要是腹腔内脏器质性疾病的手术，腹腔内脏器官受交感神经和副交感神经的双重支配。在腹部手术后，许多内脏－躯体、内脏－交感和内脏－内脏反射被激活，因此腹部手术后疼痛的原因和机理较为复杂，且可伴有明显的神经内分泌反应。另外腹部手术患者具有年龄范围广，病情轻重不一及并存疾病等不同特点，故对手术后疼痛治疗的方法和镇痛药物的选择，需根据患者的全身状况、重要器官损害程度、手术部位和时间长短，麻醉设备条件及麻醉医师技术的熟练程度作综合考虑。

（一）腹部手术后疼痛的原因和特点

腹部手术后疼痛包括以下几个部分。

1. 表浅体感性疼痛　如腹部伤口疼痛。其特点是程度较为剧烈的锐痛，范围局限，定位确切。

2. 深部体感性疼痛　是深部肌肉、韧带和筋膜等组织损伤所致的疼痛，其特点是程度较为迟钝，范围广泛，而且定位较皮肤切口痛差。与内脏和皮肤痛一样，腹部深部体感性疼痛也伴有皮肤痛过敏、紧张、反射性肌痉挛和交感神经活动亢进。

3. 痛觉过敏　反复刺激后，皮肤内的高阈值性机械受体、机械热伤害性受体和C－混合性伤害受体的发放频率增加，刺激阈值降低，引起腹部伤口痛觉过敏。

4. **内脏痛**　由内脏交感神经纤维所引起，例如肠管膨胀、压迫或血管性的舒缩缺血等引起的疼痛，其特点是定位不清，伴有情绪性、自律性及运动性反射痛，有牵涉性。

5. **牵涉性疼痛**　内脏痛时可在远距离脏器的体表皮肤出现疼痛，是内脏传入纤维进入脊髓后根，使内脏传入和躯体传入在相同脊髓后角细胞水平发生聚合相互影响的结果。如膈肌下内脏破裂出血可刺激膈肌出现肩部疼痛。因此，腹部手术后的镇痛治疗除需考虑消除体感神经痛外，还应注意治疗来自内脏交感神经的痛和调节机体的生理状态，消除内脏痛的病因，才能达满意的镇痛效果。

（二）上腹部手术后疼痛

1. **非甾类抗炎药**　常作为平衡镇痛治疗的组成部分。腹部手术后胃肠道功能低下，所以一般采用肌内注射、静脉注射或直肠给药法。在上腹部手术后，吲哚美辛直肠栓剂具有明显的辅助镇痛作用，并能明显减少阿片类药物的需要量。对于牵涉性痛明显或疼痛较轻的患者，肌内注射或静脉注射酮咯酸常能获得满意的镇痛效果。

2. **麻醉性镇痛药**　吗啡和哌替啶最为常用，而且效果良好。但在合并有恶心呕吐和情绪不安的患者，需与异丙嗪和氟哌利多合用。目前静脉 PCA 是腹部手术后患者疼痛治疗的主要措施之一。该方法不增加腹部手术后恶心、呕吐或肠梗阻的发生率。不良反应的发生主要与阿片类药物的总用量有关，而且很少受用药种类或给药方法的影响。虽然 PCA 能明显改善手术后患者的满意度和镇痛效果，但对上腹部手术后的应激反应则无明显阻断作用。

3. **肋间神经阻滞**　与肠道外应用阿片类药物相比较，胆囊切除手术后应用肋间神经阻滞能明显改善镇痛效果和呼吸功能。

4. **胸膜间镇痛**　在胆囊切除手术后已广泛使用。与肋间神经阻滞相比较，其在镇痛程度和改善呼吸功能方面的优势仍无一致意见。作为单一镇痛措施使用时，在部分胆囊切除手术患者有镇痛不全和镇痛时间不足等缺点。有报道将其与静脉 PCA 联合应用，取得了满意的镇痛效果。

5. **硬膜外间隙置管给药**　胸部硬膜外间隙单独应用局部麻醉药能明显改善上腹部手术后患者的肺功能，但有趣的是该有益作用并不能降低患者的病死率和发病率，持续应用有引起低血压的危险。单纯应用阿片类药物往往不能完全阻断伤害性刺激和应激反应。联合应用两种药物进行硬膜外间隙平衡镇痛能减少药物用量，并具有满意的镇痛作用。常将 0.125% 布比卡因与芬太尼、吗啡或哌替啶联合应用。

近年来，有人主张在上腹部手术后患者联合应用几种能选择性影响伤害性反应不同生理过程的药物，如影响感受器的药物（NSAID 或糖皮质激素）；影响周围神经和中枢神经传导的药物（局部麻醉药）以及影响神经调节的药物（如阿片类药物和神经安定药物）。如静脉应用吲哚美辛或酮咯酸，硬膜外间隙应用长效局部麻醉药和阿片类药物，此种联合几乎能完全阻断上腹部手术后的伤害性刺激，使患者在安静和活动中均能达到满意的镇痛效果。

（三）下腹部手术后疼痛

包括阑尾切除术、结肠手术、泌尿外科手术和妇科手术等。手术部位局限于下腹部，疼痛的程度和对生理功能的干扰均较上腹部手术轻，故手术后镇痛治疗比较简单。一般的镇痛药物，即可维持良好的镇痛效果。另外此类手术大多采用硬膜外间隙阻滞，故手术后应用硬膜外间隙镇痛极为方便。

对于下腹部手术后轻、中度疼痛的患者，可肌内注射或静脉注射 NSAID 或小剂量的阿片类药物；也可口服二氢埃托啡和曲马朵等。对于疼痛剧烈的患者，在上述用药的基础上，可于硬膜外间隙注射 0.125% 布比卡因 10～20ml 加吗啡 2～4mg 或芬太尼 50～100μg，即能维持满意镇痛效果 10～20h，患者可早期离床活动，缩短住院时间。

四、脊柱、四肢手术后痛

与胸、腹、颅脑等手术相比较，脊柱、四肢骨骼和肌肉系统的手术对全身和重要脏器的直接影响小，但其周围常有重要血管神经通过。关节囊和骨膜部位的神经分布也相当丰富，并极为敏感。因此脊柱、四肢骨科手术后的疼痛较为剧烈，持续时间也较长。另外，某些严重四肢骨畸形的矫形需行多次手术才能完成，前次手术的痛苦经验如手术后疼痛和严重呕吐，常使患者对再次手术的思想负担很重，以至极度恐惧，故不仅要求每次麻醉都要顺利、舒适，而且要求苏醒平顺，手术后镇痛处理满意。故有效的手术后镇痛措施十分必要。

脊柱手术大多在全身麻醉下进行，手术后疼痛发生时可先给予二氢埃托啡、喷他佐辛、美沙酮等弱效麻醉性镇痛药口服，对呼吸和循环功能的影响少，亦无胃肠道禁忌，应用方便。效果不佳者，可肌内注射或静脉注射哌替啶、吗啡等强效麻醉性镇痛药。对于手术后精神压力较大和情绪不稳定的患者，易联用神经安定药。对于疼痛剧烈或需反复给药者，亦可采用静脉 PCA，常用药物有芬太尼、舒芬太尼和阿芬太尼等中短效麻醉性镇痛药，

四肢和髋关节手术大多在硬膜外间隙阻滞下完成，可采用硬膜外间隙留置导管给药法。具体方法是手术中可在局部麻醉药中加用吗啡、哌替啶和芬太尼，不仅能增强手术中局部麻醉药的作用，而且手术后能维持有效镇痛 6～10h；如果手术后再应用一次局部麻醉药和阿片类药物合剂，有效镇痛作用时间可延长至 12～18h。在采用颈部硬膜外间隙留置导管镇痛的患者，亦可采用分次给药法，而且局部麻醉药的浓度和容量要低，阿片类药物的用量要小，每次给药后需严密观察患者的呼吸和循环功能改变。

采用臂丛神经阻滞实施上肢手术的患者，可采用臂丛神经鞘内留管法，手术后可间断或持续注入 0.125%～0.25% 布比卡因，具有满意的镇痛作用。在全身麻醉下实施下肢手术的患者，手术后亦可根据不同手术部位采用股神经、腰丛和坐骨神经阻滞，能维持长时间镇痛作用。

（李 伟）

第四节 儿童术后镇痛

一、儿童术后镇痛发展的若干问题

国际疼痛学会（ISAP）对疼痛的定义为，疼痛是一种与实际存在的或潜在的组织损伤有关的不愉快的感觉和情绪上的体验。消除疼痛对于儿童患者的康复具有重要的意义，随着对小儿疼痛的生理、解剖及疼痛反应的认识，在二十世纪八九十年代，小儿术后镇痛的问题就逐渐引起人们的重视。然而，在可提供的技术和临床实际应用方面一直存在着不足。1999年，有学者对 200 名行腹部大手术的儿科术后镇痛的患者进行了疼痛评估，61% 的患者仍然感觉有严重的疼痛，30% 的患者认为中度疼痛，而仅 9% 的小儿患者认为只有轻度疼痛。

这说明，小儿术后疼痛并没有得到充分、有效地处理。造成这种状况的原因包括对疼痛及其处理的错误的观念、个人和社会对疼痛的态度、对术后镇痛并发症的畏惧、儿童疼痛评估的复杂性和缺乏恰当的研究等。

（一）儿童开展术后镇痛的必要性

儿童对疼痛的表达方式跟成人不同，过去常常被错误地理解为婴儿对疼痛的感觉较轻甚至缺如。这种观点曾经导致了消极的治疗态度。

关于小儿疼痛的部分观点，如很小的婴儿时神经系统发育末达到可以感觉到疼痛的程度，逐渐被摒弃。神经解剖学的研究已经证实，妊娠29周以后疼痛的传播路径和皮层及皮层下疼痛感觉中枢已经发育完全，即对于痛觉的传播和调节系统已经存在。行为学和生理学的研究表明，即使是很小的婴儿也会对疼痛刺激产生反应。新生儿在很浅的麻醉下进行手术曾经是一种常用的方法，但是通过对激素和新陈代谢的测量的研究表明，它可以造成严重的应激反应，而且并发症发生率和死亡率显著高于在足够麻醉深度下进行手术的患儿。有人认为，很小的儿童即使经历疼痛也不会留下记忆，不会产生后期影响。然而有研究证实，疼痛和悲伤可以保持在小儿的记忆中，导致饮食、睡眠、觉醒状态稳定性等方面的紊乱。初步的研究甚至提示，早期的疼痛体验可能导致痛觉神经通路发育过程的改变，从而影响以后的痛觉体验。因此，即使很小的儿童也能感觉到疼痛并在较长时间内产生反应。不对这种减轻疼痛的需求进行处理会对儿童造成不合理的损害。

有些人认为疼痛有助于培养儿童勇气、自律、自强、自我牺牲等优秀品质。但是对于这些已经遭受疾病和痛苦的儿童，这种品质的培养在道德上是不适合的。出于培养性格的考虑而拒绝对儿童的疼痛进行治疗的做法忽视了儿童对减轻疼痛的现实需要。临床医生的道德责任在于尽力为患儿减轻痛苦，除非治疗的风险大于收益。但是有时也会出于经济情况的考虑而放弃疼痛治疗。

（二）对术后镇痛治疗并发症的忧虑

由于对镇痛药物的不良反应，如阿片类药物的呼吸抑制作用、成瘾性等的惧怕，小儿术后镇痛的安全性问题成为阻碍其发展的一大障碍。尽管在儿童术后镇痛的不良反应方面的争论不多，但当医生考虑这种风险是否大于减轻疼痛带来的益处时，会受到很多相关因素的影响。我们应当权衡风险和收益的关系，采取合理的治疗措施。

儿童在术后镇痛治疗中不会比成人更易出现呼吸抑制。在适当的监测和恰当剂量的应用的情况下，小儿呼吸抑制的发生率很低。而且当这种不良反应出现后，还可以通过使用阿片类药物的拮抗药来处理。但是在缺乏监测的情况下，阿片类药物可能会导致严重的并发症出现。考虑到这种风险，当我们做出治疗决定的时候，必须向家属告知这种潜在的风险，同时告知合理的镇痛治疗相对于对控制疼痛的不作为所带来的好处（较早的恢复、更好的睡眠、肺不张发生率的降低、减轻痛苦等）。

对镇痛治疗导致麻醉药成瘾的风险的高估反过来导致了对未经治疗的疼痛的危害性的低估。只要麻醉药物使用恰当，出现成瘾性的概率是很低的。关于儿童术后镇痛的研究已经发现，事变上不存在麻醉药物成瘾的风险。而且根据现有的知识，儿童不存在比成人更易于对阿片类药物成瘾的生理和心理学特点。

（三） 对儿童疼痛评估的困难

临床上的决定通常会基于客观的数据。然而疼痛是一种主观体验，建立精确的定量评估方法较为困难。医生通常依靠行为的观察、对疼痛的特殊病理生理过程的认识和患自身的描述等方面来判断儿童对疼痛的体验。对小儿疼痛的治疗的缺乏表明这些评估方法有低估疼痛水平的倾向。导致这种错误的原因在于以为患儿对于特定的病理生理状况或疼痛刺激都会有相同的反应。儿童对疼痛的描述比成人存在较多不确定性。对儿童夸大疼痛程度的倾向的疑虑可以导致成人降低儿童的疼痛自我描述分数。

小儿疼痛的成功的预防和处理需要有可靠的评估技术。理想的心理测试工具要求具有可靠性、准确性、临床敏感性和实用性。自述评估可以说是评估技术的金标准，但它至少部分依赖于患者对疼痛的记忆，包括近期记忆和远期记忆。患儿倾向于低估他们的疼痛峰值，而高估他们的平均疼痛程度。但是多数学者认为，5 岁以上的儿童能够对自己的疼痛体验进行可靠的描述，当儿童对疼痛的描述和家长或医生的观察存在差异时，最好能以儿童的自我感受为参考。临床工作者应该相信儿童对疼痛的自我评估。脸谱评估法在术后疼痛评估中的应用得到肯定，它把皱眉、闭眼、张嘴、舌头紧张等各种特征脸谱与急性疼痛联系起来，这在 2 ~ 18 个月的小儿中能起到较好的评估作用，尽管在评估的精确度上有一定波动。

很多儿童在手术后很快出院，这就要求由家长去进行疼痛的评估和处理。这表明，术后镇痛的教育也是非常重要的。

二、儿童术后镇痛的临床方法

由于小儿在生理及心理上尚未成熟，因而在术后镇痛药物的应用途径及剂量、镇痛力法的选择上也与成人不同，但是追溯小儿术后镇痛技术的发展，同成人一样经历了由单纯间断肌内注射阿片类镇痛药物到静脉或其他胃肠外途径持续麻用阿片类药物、患者自控镇痛（PCA）、护士控制镇痛（NCA）、各种局部麻醉、非甾体类抗炎药的辅助应用再到多模式复合应用的平衡镇痛方式的过程。

（一） 持续静注阿片类镇痛药

持续静注阿片类镇痛药可以提供比传统的间断肌注方式更为恒定的血药浓度水平。吗啡是较常用的阿片类镇痛药，对大于 1 个月的小儿，10 ~ 30μg / （kg·h）吗啡可以提供充分的镇痛效应，而且不良反应也不明显。大于 1 个月的足月产婴儿对吗啡的清除率与 1 岁以上的幼儿相当，而 1 ~ 7d 的新生儿对吗啡的清除率仅仅只有较大婴儿的三分之一，消除半衰期约为后者的 1 倍，因而输注的程度也应有所降低，一般降至 5μg/（kg·h）吗啡用于年纪较大的小儿其半衰期也至少 3 个小时，用于新生儿就更长，因此如果要通过加大静脉输注的程度来改善镇痛效果或碱性速度来消除不良反应，需要较长的时间，所以在临床上，如果出现镇痛效果欠佳时应及时给予负荷剂量，再调大维持量；而出现呼吸抑制时，应先停止用药直到不良反应消除再重新设置一个较低的剂量，通常改为原剂量的一半。纳布啡（nalbuphine）是阿片受体激动拮抗药，但其镇痛作用与吗啡相当，由于它主要激动 κ 受体，具有明显的镇静作用，也是小儿术后镇痛的常用药物。

阿片类药物镇痛效果较好，但是不良反应也较多，因此有时需要用各种方法减少它在平衡镇痛中的用量。

（二） 持续硬膜外镇痛

在排除禁忌证的情况下，常规的区域阻滞是小儿术后镇痛的基本方法。尤其适于小儿腹部大手术，只要硬膜外导管的尖端位于合适的位置，低浓度的少量的局部麻醉药就可以产生良好的镇痛效果，也减少了局麻药中毒的危险及运动阻滞的程度。小儿硬膜外阻滞具有良好的血流动力学稳定性，尤其是在 7 岁以下的小儿，即便是高位胸段硬膜外阻滞也很少发生低血压。但是从小儿硬膜外穿刺的安全性出发，通常选用的穿刺点为 $L_{3\sim4}$。局麻药潜在的毒性反应，是小儿硬膜外给药中应注意的重要问题。持续硬膜外应用布比卡因时，其测得的血药浓度通常远远低于中毒浓度，但由于新生儿对局部麻醉药的清除较慢，持续应用布比卡因 $6\sim12h$ 后，体内的布比卡因开始蓄积，因而绝大多数专家认为新生儿硬膜外持续应用布比卡因的时间应限制在 $24\sim36h$ 以内。对于婴幼儿来说、单纯使用布比卡因即使镇痛效果完善，但由于缺乏镇静作用，患儿术后仍然存在一些不适，辅以小剂量的阿片类药物对患儿有益。且对于上腹部的大手术来说，放置在腰段的低位硬膜外导管若单独应用局部麻醉药即便加大剂量也难以达到良好的镇痛效果，反而会导致局麻药中毒的危险，合用少量水溶性的阿片类药物如吗啡可以完善镇痛效果。因为水溶性的药物的镇痛平面对穿刺部位的依赖性没有脂溶性的药物强，吗啡通过硬膜后在脑脊液中停留的时间较脂溶性的芬太尼要长，因而更容易向头侧扩散，使镇痛平面升高，但同时也带来一系列的不良反应，如呼吸抑制、恶心呕吐、皮肤瘙痒及尿潴留。也正是因为这种原因，对于镇痛平面要求比较低的手术，如下腹部、盆腔，尤其是下肢的骨科手术，合用较吗啡脂溶性高的芬太尼更为理想。

罗哌卡因复合阿片类药物硬膜外术后镇痛能达到良好的镇痛效果。运动阻滞程度的降低和安全范围的增大使这种局麻药成为硬膜外术后镇痛除了布比卡因以外的又一合适的选择。罗哌卡因可以增加小儿区域阻滞麻醉的安全性。然而它和布比卡因这一已应用于临床 20 年的药物在儿童中应用的比较的研究资料仍然不足。0.2% 的罗哌卡因似乎是小儿骶管阻滞镇痛的理想的药物，但是它在运动阻滞方面与 0.125% 的布比卡因仍有待比较。许多人在使用布比卡因时仍倾向于使用低浓度，而由于罗哌卡因相对于布比卡因毒性和效能较低，可以使用较高的浓度。有学者建议在罗哌卡因小儿术后镇痛中不应加用肾上腺素。

（三） 骶管内镇痛

小儿骶裂孔体表标志明显，便于穿刺，因此骶管给药镇痛比成人常用，适用于小儿下腹部手术，可采用单次注射法或持续给药法，但是对于小儿下腹部小手术常使用单次注射法。通常 $0.75\sim1ml/kg$ 0.25% 的布比卡因可以提供达 T_{10} 水平的镇痛，可以满足下腹部、盆腔尤其是腹股沟区的镇痛要求。

尽管单纯 0.25% 的布比卡因的有效镇痛时间只有 $4\sim6h$，但若同时使用阿片类药物或其他非阿片类药物，可以明显延长其作用时间。曲马多复合布比卡因骶管内镇痛能在不增加不良反应的情况下增加镇痛效果有研究证实，在疝修补术后骶管内单次注射 0.25% 的布比卡因 1ml/kg 复合曲马多 1.5mg/kg 不仅可以明显延长单次注射局麻药的镇痛时间，而且避免了复合阿片类药物所产生的不良反应。儿童腹股沟疝修补术应用曲马多 2mg/kg 骶管阻滞能产生与 0.03mg/kg 吗啡相似的镇痛效应。

在小儿骶管阻滞中常规使用。受体激动剂可乐定已经被广泛接受。有研究比较了 2μg/kg 可乐定复合 0.1% 罗哌卡因与单纯 0.2% 罗哌卡因骶管内镇痛的效果，发现前者的效能较高，而又不增加小儿术后的镇静深度。0.08～0.12μg/kg 的可乐定加入低浓度罗哌卡因连续硬膜外应用可以增加术后镇痛效果且不会造成过度镇静等不良反应。有学者对 46 例尿道下裂手术患儿进行骶管布比卡因阻滞复合可乐定骶管或静脉内使用对术后镇痛的影响的随机、双盲研究，结果发现，0.25% 布比卡因 0.5ml/kg 复合静脉或骶管内使用 2μg/kg 可乐定都能起到加强镇痛的作用，而且两种给药途径的效果相似。另外，通过对腹部手术患者硬膜外应用罗哌卡因复合吗啡或可乐定术后镇痛的比较，结果可乐定组的呕吐、瘙痒发生率低于吗啡组，但是前者的镇痛效果也不如后者。然而可乐定对于新生儿和小婴儿也许是不安全的，有报道，这种药物曾引起个两周岁大的新生儿的致命的呼吸暂停。

另外一些药物加氯胺酮、新斯的明等也已被用于骶管阻滞镇痛并取得了一定的效果。S（+）－氯胺酮 1mg/kg 骶管阻滞的术中和术后镇痛的效果与布比卡目无明显差别。S（+）－氯胺酮用于骶管阻滞能提供比肌内注射更好的术中和术后镇痛效果，但是两者吸收后的血药浓度相似。这些发现提示了小剂量氯胺酮在平衡镇痛中的应用价值。但是有研究发现，静脉注射氯胺酮并没有起到减少吗啡用量的作用，反而会增加幻觉等不良反应的发生率。新斯的明用于骶管阻滞在儿童尿道下裂手术中能产生与布比卡因相似的镇痛效应，而两者的复合物产生的镇痛作用则更强。新斯的明 20～50μg/kg 用于骶管阻滞可产生剂量依赖性镇痛效应，但是剂量超过 30μg/kg 时恶心呕吐的发生率增加。但是有研究发现，骶管内单次推注 1μg/kg 新斯的明并没有增加泌尿生殖系统手术的患儿术后镇痛的效果。

（四）周围神经阻滞

周围神经阻滞可以单独应用于术后镇痛，但通常是作为平衡镇痛的一种方法与全身给药联合应用。常用的方法有：髂腹股沟神经阻滞、髂腹下神经阻滞、坐骨神经阻滞、阴茎神经阻滞等适用于小儿下腹部、会阴部等部位的小手术。有学者对 25 例接受整形手术的患儿进行周围神经阻滞并放置导管，连接弹性镇痛泵进行术后镇痛，取得了良好的效果。连续髂筋膜间隙阻滞也能提供安全、有效的镇痛效果。

周围神经阻滞已经被广泛应用，它比中枢神经阻滞更能把镇痛局限于手术部位。这是一种比较安全的方法，但是也有发生并发症的报道，在小儿髂腹股沟神经阻滞中曾出现过穿破结肠的病例。利用周围神经阻滞进行超前镇痛未发现提高术后镇痛的质量或延长术后镇痛的时间，因而外周神经阻滞在超前镇痛方面的价值受到质疑。

（五）非甾体类抗炎药（NSAIDs）

通常非阿片类镇痛药是治疗中度以下程度术后疼痛的首选，这些药物没有阿片类药物常见的不良反应，如恶心呕吐、呼吸抑制。理想的镇痛治疗通常首选区域神经阻滞，但是局麻药的应用时间通常不会很长，而儿科门诊手术患者往往需要将镇痛治疗延续到出院后，这时候就需要继续给予辅助镇痛药物如 NSAIDs。

NSAIDs 现已广泛用于小儿各种手术的术后镇痛。NSAIDs 用于小儿时，胃肠道症状较成人少见，且安全剂量范围大，故在小儿镇痛时可以积极使用。日前常用的 NSAIDs 有对乙酰氨基酚、布洛芬及酮洛酸。

对乙酰氨基酚（即扑热息痛）在小儿小手术的术后镇痛中的应用已经成为一种安全的基本治疗措施。然而，如果按照传统的推荐剂量 20mg/kg 给药，常常不能很快达到满意的镇痛效果，20 世纪 90 年代后期，较高剂量（35～45mg/kg）的对乙酰氢基酚已被推荐用于门诊手术小儿直肠途径给药。但是使用的时机和途径需要根据不同的临床情况来决定。有些麻醉医生建议儿童手术无论术后是采用静脉应用阿片类药物还是硬膜外或其他局部麻醉技术进行镇痛，术前都可通过直肠给予对己酰氨基酚栓剂 40mg/kg，可以减少术后对镇痛药的需要量，延长作用时间。对乙酰氧基酚急性的过量用药可以造成严重的肝损害。但是如果剂量不超过每天 90mg/kg，并考虑到不同患者的特殊情况，这种药物造成肝毒性的危险非常小。酮洛酸是一种强效的镇痛药，其镇痛作用相当于中等剂量的阿片类药物，但是用于小儿大手术时仍然需要与阿片类药物合用，因此并不能完全取代阿片类药物。

NSAIDs 之所以能成为术后镇痛重要的辅助用药，成为平衡镇痛中最常用的药物，主要是因为它与阿片类药物具有协同作用，合用时可以减少阿片类药物的用量，加快其撤药过程，从而降低其不良反应，如呼吸抑制、恶心、呕吐、皮肤瘙痒、尿潴留等的发生率。有研究表明，腹部手术使用酮洛酸行术后镇痛的患者比使用芬太尼的患者胃肠道功能恢复较快。

（六）儿童患者自控镇痛（PCA）

患者害怕疼痛，担心忙碌的医生护士们不能及时的为他解除疼痛，医生和护士畏惧疼痛治疗带来的呼吸抑制，而患者对镇痛药的需求量个体差异很大，这给术后镇痛带来了难题，PCA 在一定程度上解决了这些问题。由患者自己控制用药量达到自己满意的镇痛水平，实现剂量的个体化，既保证了镇痛效果，又减少了不良反应的发生。PCA 最初在成人中应用，现在已经成为儿童术后镇痛的常用方法。连续背景输注在儿童中经常应用，它可以增加镇痛效果，也有增加恶心呕吐、呼吸抑制等不良反应的可能性。术后镇痛的常规监测包括呼吸频率、氧饱和度和镇静程度的测量。镇痛效果的评估可以通过自我描述、视觉模拟量表、脸谱法等方法进行评估，而且最好能在安静和活动的状态下分别进行评估。在 PCA 中恰当的参数的选择如单次给药剂量、时间和剂量限定、背景输注速度可能比阿片类药物的选择更为重要。而且相对于镇痛效果而言。阿片类药物的选择依据更应基于不良反应的考虑。PCA 概念在儿童中的应用不断得到发展，出现了患者自控硬膜外镇痛（PCEA）、皮下 FCA、鼻内 PCA 等不同的使用方法。PCA 在适当的监测的基础上使用，是一种能够广泛接受的技术，它已被看做是年龄大于 5 岁的儿童术后镇痛的标准方法。

PCA 对于年龄大于 5 岁的小儿来说比持续恒速给药更为安全、有效。Antok 等对 48 例整形手术儿童患者进行了 0.2% 罗哌卡因 PCEA 和连续硬膜外镇痛的比较，发现两种方法都能提供有效安全的镇痛，但是使用 PCEA 的患儿的药物消耗量减少了 50%。

要使 PCA 更为有效首先应确立患儿对这种镇痛技术的信心，其次可以适当联合应用一些非阿片类镇痛药如非甾体类抗炎药，而且术后在进行可能会引起疼痛的操作如更换敷料前应追加一次自控量的阿片类药物。

护士控制镇痛（NCA）甚至家长控制镇痛也在开展，对于年龄小于 5 岁及不能合作的小儿，可以采取护士或家长控制镇痛的方法，但是其效能和安全性需要得到进一步验证。这种方法大多使用较高的背景输注速度［可以用到 20μg/（kg·h）］及较长的锁定时间，通常约 30min。家长往往低估小孩的疼痛程度，经常出现给药不足的情况。

三、小儿术后镇痛的监测与评估

完善而安全的镇痛不仅有赖于先进的技术方法的应用，更需要准确的疼痛评估、严密的观察和及时有效的处理。小儿术后镇痛的监测与评估包括两个方面的内容：一是对镇痛效果做出客观的评价，二是密切观察患者，及时发现并处理术后镇痛的不良反应。

大于 5 岁的小儿可以自己描述疼痛的程度，大于 2 岁而小于 5 岁的小儿虽然不能准确的描述疼痛，但医护人员可以通过小儿的行为反应，从有无哭闹、面部表情、语言、体位、触摸伤口的表现、腿部的运动来判断小儿有无疼痛、镇痛效果如何。小于 2 岁的婴幼儿既不能自己表达疼痛，行为反应与疼痛评分的相关性也较差，只能通过生理反应如心率的快慢、脉搏氧饱和度的高低、有无出汗来评价疼痛。如果疼痛评分仍然较高，说明镇痛效果欠佳，一定要做出迅速有效的处理。

在使用阿片类药物时必须牢记，所有的阿片类药物的镇痛效果与呼吸抑制作用就像一对孪生姐妹，满意的镇痛通常会伴随一定程度的高碳酸血症，将阿片类药物对呼吸的影响控制在可以接受的水平同时又保证良好的镇痛效果，有时需要复合其他药物。持续硬膜外镇痛如果加用了水溶性的阿片类药物，也应加强监测。所有的小于 1 岁的婴幼儿行持续硬膜外镇痛时都应有电子监测系统进行持续监测。

四、小儿术后镇痛的并发症

小儿术后镇痛的主要并发症如下。

1. 恶心呕吐　阿片类药物吗啡、芬太尼等都有致呕吐的作用，在术后镇痛中降低这类药物的用量可以减少恶心呕吐的发生率。5 - 羟色胺受体拮抗剂格雷司琼等有助于预防术后的恶心呕吐。中度以上恶心呕吐且反复无间歇期应通知医生处理。

2. 瘙痒　这种并发症也与阿片类药物的应用有关，有研究表明，硬膜外可乐定术后镇痛的瘙痒和恶心呕吐的发生率都比应用吗啡时低。轻微者无须处理，瘙痒影响睡眠应处理，难以忍受时需要纳洛酮拮抗。

3. 低血压　最常见原因为低血容量，其次为血管扩张，术后镇痛患儿两者可能同时存在。血压降低幅度超过术前10%可通过快速输液纠正，超过术前15%以上应及时通知医生查看，对因处理，必要时请麻醉科协助处理。

4. 呼吸抑制　呼吸频率低于 10 ~ 12 次/min，皮肤紫绀为呼吸抑制表现，应予吸氧，及时请麻醉科处理（纳洛酮拮抗），必要时气管插管。

5. 过度镇静　镇静水平高，易出现呼吸抑制与呕吐误吸，应减少镇痛药剂量或暂停输入。长时间不清醒或镇静加重应请麻醉科会诊。

五、儿童术后镇痛进展及展望

（一）平衡镇痛和超前镇痛的概念和应用

平衡镇痛是给予不同种类镇痛药作用于不同系统来减轻围术期疼痛的一种综合性镇痛措施，其优点是提高镇痛效果，降低不良反应的发生率。它可以联合应用局麻药，阿片类药物、NSAIDs 来达到消除疼痛的目的。这种概念已经被广泛接受。痛觉的传导可以通过以下药物在不同的作用部位进行阻断非甾体类抗炎药、甾体类药物或阿片类药物作用于外周伤害性感受器，降低其对伤害性刺激的敏感性；局部麻醉药在外周、硬膜外腔或蛛网膜下腔作用于传入神经通路；阿片类药物作用于脊髓或脊髓以上中枢的阿片受体。对于儿童的大手术，联合应用多种方法的平衡镇痛不仅可以达到最佳的镇痛效果，而且可以使不良反应的发生率减至最小。对于门诊的儿童小手术，可以采取以下的方法使术后镇痛做到安全有效：术前口服 NSATDs，术始行局部神经阻滞及手术切口浸润麻醉，术中少量辅以阿片类药物，术后使用 NSAIDs 栓剂。术后患者疼痛的程度因手术的部位、手术的大小而有所不同，而这种根据手术的部位及大小联合使用作用部位及机制各不相同的药物和方法的平衡镇痛方式，不仅可以使镇痛效果更为确切、更为完善，而且可以减少各种药物的剂量，减少其不良反应。

超前镇痛在成人疼痛治疗中是一个有广泛争议的课题，但它在儿童中的研究较少。在损伤发生前给予镇痛在理论上能通过对疼痛传入中枢的阻断而对术后疼痛起到超前抑制的作用。目前没有确切的证据证实术前应用 NSAIDs 能起到超前镇痛的作用，考虑到达类药物的潜在的不良反应如肾功能损害、呼吸紊乱，它的术前应用应只限于短小手术。

（二）小儿术后镇痛方法和药物的研究进展

用于小儿术后镇痛的药物和方法很多，近年来的研究在术后镇痛中对乙酰氨基酚的应用、可乐定等药物在骶管内镇痛中的使用、罗哌卡因在区域阻滞镇痛中的效能和安全性问题、儿童 PCA 的应用、周围神经阻滞的术后镇痛效果等方面取得了较多的研究进展这些临床研究对于减少传统的阿片类药物在术后镇痛治疗中的用量、提高小儿术后镇痛的安全性等具有重要的意义。

如今，小儿术后镇痛的发展已经由传统的肌内注射阿片类药物发展到持续静脉泵入阿片类药物或非甾体类抗炎药、局部或区域阻滞麻醉、患者自控镇痛及多模式的平衡镇痛阶段。近年来在小儿术后镇痛药物和方法方面的研究进展为这种平衡镇痛的实施提供了更好的技术支持。

（三）小儿镇痛治疗的展望

小儿疼痛的研究是一个持续发展的领域。麻醉医生在对这个问题的研究方面起主导作用，同时护士和儿科医生也起了非常重要的作用。尽管我们在过去 20 年里取得了较多的进展，但是仍然有很多方面有待于研究，麻醉医生的知识有待于更新。除了研究和熟悉药物的应用外，麻醉医生必须认识到疼痛评估和处理技术的重要性。

目前在儿童疼痛处理上有很多指导资料，但是这些指南并不一定能改变临床医生的医疗行为。因此有时需要管理部门的干涉。比如，医院可以把这些评估和治疗方案纳入医疗质量控制体系中。为了达到减轻儿童疼痛的目标，必须在各学科之间进行协调。

所有的医疗工作者都应该关注这一领域的技术研究进展。儿童疼痛的评情和治疗是儿科医疗工作的重要内容。对疼痛的恰当的治疗是道德的、标准的医疗实践的重要组成部分。我们有责任把最好的研究成果传授给临床医生和患者家属，并改进医院的医疗常规和实践，以期对儿童的疼痛进行可靠的预防、正确的评估和迅速的处理。

（万彦平）

参考文献

[1] 邓小明，姚尚龙，于布为，黄宇光．现代麻醉学．第4版．北京：人民卫生出版社，2014.

[2] 喻田，王国林．麻醉药理学．第4版．北京：人民卫生出版社，2016.

[3] 韩如泉，李淑琴．神经外科麻醉分册．北京：北京大学医学出版社，2011.

[4] 韩晓玲．神经外科手术麻醉的研究进展．北京：继续医学教育，2016，30（1）：138－139.

[5] 韩济生，樊碧发．疼痛学．北京：北京大学医学出版社，2012.

[6] 郑宏．整合临床麻醉学．北京：人民卫生出版社，2015.

[7] 陈志扬．临床麻醉难点解析．第2版．北京：人民卫生出版社，2015.

[8] 艾登斌，谢平，许慧．简明疼痛学．北京：人民卫生出版社出版，2016.

[9] 姚尚龙．临床麻醉基本技术．北京：人民卫生出版社，2011.

[10] 孙增勤．实用麻醉手册．第6版．北京：人民军医出版社，2016.

[11] 田玉科．小儿麻醉．北京：人民卫生出版社，2013.

[12] 黄宇光．北京协和医院麻醉科诊疗常规．北京：人民卫生出版社，2012.

[13] 刘延青，崔健君．实用疼痛学．北京：人民卫生出版社，2013.

[14] 中华医学会麻醉学分会．中国麻醉学指南与专家共识．北京：人民卫生出版社，2014.

[15] 李德爱．临床疼痛药物治疗学．北京：人民卫生出版社，2015.

[16] 房晓．浅谈麻醉药物的管理和使用．中国现代药物应用，2016，10（8）：289－290.

[17] 古妙宁．妇产科手术麻醉．北京：人民卫生出版社，2014.

[18] 吴新民．麻醉学高级教程．北京：人民军医出版社，2015.

[19] 张欢．临床麻醉病例精粹．第2版．北京：北京大学医学出版社，2014.

[20] 高崇荣，樊碧发，卢振和．神经病理性疼痛学．北京：人民卫生出版社出版，2013.

[21] 盛卓人．实用临床麻醉学．第4版．北京：北京科学出版社，2009.

[22] Honorio T. Benzon, Srinivasa N. Raja, Spencer S. Liu, Scott M. Fishman. 疼痛医学精要．北京：北京大学医学出版社，2017.